Emergencias Médicas

Emergencias Médicas
Muhamad González, Daniel Córdova, Diana Lara
Leonardo Mancheno, Guido Salazar, Doris Rea, Erika Camacho
Italo Mejía, Jericó Osorio, Maite Ocaña, Cristian Uriarte,
William Uriarte, Ricardo Sandoval

IMPORTANTE

La información aquí presentada no pretende sustituir el consejo profesional en situaciones de crisis o emergencia.

Para el diagnóstico y manejo de alguna condición particular es recomendable consultar un profesional acreditado.

Cada uno de los artículos aquí recopilados son de exclusiva responsabilidad de sus autores.

2020 Cuevas Editorial,
Diseño de Portada:
ISBN:
Impreso en Ecuador - Printed in Ecuador
Cualquier forma de reproducción, distribución, comunicación pública o transformación de esta obra solo puede ser realizada con la autorización de sus titulares, salvo excepción prevista por la ley.

ÍNDICE DE AUTORES

EDITORES
Muhamad Farid González Jawid
Título de Médico por la Universidad Central del Ecuador
Médico residente del Hospital de Especialidades Eugenio Espejo
Sindrome Coronario Agudo

Daniel Sebastian Córdova Carrillo
Título de Médico por la Universidad de las Américas (UDLA)
Médico residente del Hospital de Especialidades Eugenio Espejo
Pericarditis Aguda y Taponamiento cardíaco

Diana Carolina Lara Cambisaca
Título de Médico por la Universidad Central del Ecuador
Médico general de Franz Viegener Area Andina S.A.
Crisis Hipertensiva

Leonardo Javier Mancheno Benalcázar
Título de Médico por la Universidad Central del Ecuador
Médico residente del Hospital Alberto Correa Cornejo
Shock Hipovolemico

Guido Vinicio Salazar Bustamante
Título de Médico por Universidad de las Américas (UDLA)
Médico residente del Hospital Pablo Arturo Suarez
Accidente Cerebro Vascular (ACV/ECV)

Doris Gabriela Rea Castro
Título de Médico por la Universidad Latinoamericana de Medicina (ELAM) - Cuba
Maestría en Seguridad y Salud Ocupacional por la Universidad Internacional SEK
Medica en Homecare Med
Crisis convulsiva

ÍNDICE

Sindrome Coronario Agudo   11
Muhamad Farid González Jawid

Pericarditis Aguda y Taponamiento cardíaco   25
Daniel Sebastian Córdova Carrillo

Crisis Hipertensiva   43
Diana Carolina Lara Cambisaca

Shock Hipovolemico   55
Leonardo Javier Mancheno Benalcázar

Accidente Cerebro Vascular (ACV/ECV)   67
Guido Vinicio Salazar Bustamante

Crisis convulsiva   83
Doris Gabriela Rea Castro

CAPÍTULO 1

Sindrome Coronario Agudo
Muhamad Farid González Jawid

Introducción

La enfermedad coronaria es la causa más frecuente de mortalidad en el mundo y su frecuencia está en aumento. En Estados unidos más de 7 millones de personas mueren cada año por enfermedades coronarias, y 1,3 millones más, padecen de infarto cardíaco no mortal.(1) En Ecuador representó el 11.1% (7.862) del total de defunciones en el año 2018, siendo esta la primera causa de muerte.(2)

Los síndromes coronarios agudos (SCA) son el conjunto de signos y síntomas a causa de un proceso inflamatorio crónico de la pared vascular que producen en una placa ateroesclerótica vulnerable sufra una fisura o rotura, que se sigue de diferentes grados de trombosis luminal limitando el flujo sanguíneo coronario.(3,4) La activación y la agregación plaquetaria en la superficie trombogénica que queda expuesta tras la rotura de la placa es un evento precoz importante en la patogenia de los SCA. Las plaquetas activadas liberan en ese microentorno sustancias inflamatorias y mitogénicas que alteran las propiedades quimiotácticas, adhesivas y proteolíticas del endotelio.(5)

Por último, el espasmo focal o difuso de arterias coronarias normales o ateroscleróticas, causado fundamentalmente por estímulos vasoconstrictores que actúan sobre células vasculares del músculo liso hiperreactivas, podría ser también una causa de SCA.

El término infarto agudo de miocardio (IAM) se debe emplear cuando haya evidencia de daño miocárdico (definido como la elevación de troponinas cardiacas a valores superiores al percentil 99 del límite superior de referencia), con presencia de necrosis en un contexto clínico compatible con isquemia miocárdica.(6) Se recomienda medir biomarcadores cardíacos en todos los pacientes con dolor o malestar precordial sugestivo de isquemia miocárdica o con posible síndrome coronario agudo (I-C).(7)

Los factores de riesgo principales son: tabaquismo, niveles elevados de lípidos séricos, hipertensión arterial, diabetes mellitus, obesidad mórbida, sedentarismo, bajo consumo diario de frutas y vegetales, consumo problemático de alcohol e índice psicosocial.(8)

En pacientes con sospecha de SCA se deben de utilizar modelos de estratificación como el KILLIP, TIMI, GRACE, o PURSUIT para evaluación de del riesgo inicial y subsecuente, además de ser útiles en la toma de decisiones y elección de tratamiento; también se debe estar bajo monitorización electrocardiográfica continua (I-B). El análisis sanguíneo al ingreso debe incluir la determinación de troponinas cardiacas T o I (preferiblemente de alta sensibilidad), hemoglobina, hematocrito, recuento plaquetario, glucosa sanguínea, creatinina sérica, perfil lipídico e INR en pacientes tratados con antagonistas de la vitamina K (I-C).(9)

Los SCA se clasifican en función de su presentación electrocardiográfica en 2 grandes categorías, lo cual también tiene importantes implicaciones pronósticas y terapéuticas.(10)

a) SCA con elevación del segmento ST (SCACEST): Cursa con elevación del segmento ST en el electrocardiograma, de duración > 20 minutos y que no se resuelve con nitratos. En ellos, la trombosis coronaria suele ocluir por completo la luz vascular. El objetivo terapéutico fundamental es restaurar el flujo sanguíneo miocárdico precozmente (mediante fibrinolíticos o angioplastia coronaria).

Diagnóstico
El diagnóstico se basa normalmente en la presencia de síntomas (ej. dolor torácico persistente por más de 20 minutos) y signos (electrocardiograma de 12 derivaciones) que indiquen isquemia miocárdica. Otros indicios importantes son el antecedente de enfermedad de arterias coronarias e irradiación del dolor al cuello, mandíbula inferior o brazo izquierdo. Algunos pacientes presentan síntomas menos típicos, como falta de aire, náuseas o vómitos, fatiga, agitación psicomotriz, taquicardia o síncope.(11)

Los criterios electrocardiográficos son elevación del segmento ST (medida en el punto J) que puede indicar el desarrollo de una oclusión coronaria aguda en los siguientes casos: al menos 2 derivaciones contiguas con una elevación del segmento ST ≥ 2,5 mm en los varones menores de 40 años, ≥ 2 mm en los de 40 años o más o ≥ 1,5 mm en las mujeres en las derivaciones V2-V3 o ≥ 1 mm en otras derivaciones (en ausencia de hipertrofia del ventrículo izquierdo o bloqueo de la rama izquierda).

Tratamiento

Una vez diagnosticado el paciente (tiempo ideal desde el primer contacto médico al diagnóstico < 10 minutos) debe ser sometido a angioplastia coronaria lo más pronto posible o iniciar terapia fibrinolítica de ser necesario y si no presenta contraindicaciones (I-A) (Tabla 1). La fibrinólisis está indicada si el infarto es < de 12 horas de evolución y si la intervención coronaria percutánea no se puede realizar en ese periodo de tiempo. De igual manera es vital, si se está en Primer Nivel de Atención realizar referencia a un centro que cuente con angioplastia.

Tabla 1. Contraindicaciones para el Tratamiento Fibrinolítico

ABSOLUTAS	RELATIVAS
Hemorragia intracraneal previa o ACV de origen desconocido en cualquier momento	Accidente isquémico transitorio en los 6 meses precedentes
ACV isquémico en los 6 meses precedentes	Tratamiento anticoagulante oral
Daño del sistema nervioso central o neoplasias o malformación arteriovenosa	Gestación o primera semana posparto
Traumatismo/cirugía/lesión craneal importante y reciente (en el mes anterior)	Hipertensión refractaria (PAS > 180 o PAD > 110 mmHg)
Hemorragia gastrointestinal en el último mes	Enfermedad hepática avanzada
Trastorno hemorrágico conocido (excluida la menstruación)	Endocarditis infecciosa
Disección aórtica	Úlcera péptica activa
Punciones no compresibles en las últimas 24 h (p. ej., biopsia hepática, punción lumbar)	Reanimación prolongada o traumática

ACV: accidente cerebrovascular; PAD: presión arterial diastólica; PAS: presión arterial sistólica.

Es importante aliviar el dolor ya que se asocia a la activación simpática que causa vasoconstricción y aumenta la carga de trabajo del corazón. Se recomienda la administración de opiáceos intravenosos con aumento gradual de la dosis para aliviar el dolor (IIa-C), siendo el más utilizado la morfina, aunque su uso se asocia a retraso de la acción o disminución de los efectos de los antiagregantes orales(12,13), y recordando que produce náuseas, vómitos, bradicardia, hipotensión arterial y depresión respiratoria, por lo que no debe usarse rutinariamente, sólo en pacientes con dolor torácico persistente e intenso.

Los anticoagulantes se utilizan para inhibir la generación o la actividad de trombina, con lo que se reducen las complicaciones trombóticas. Hay evidencia de que la anticoagulación es efectiva para reducir las complicaciones isquémicas y que la combinación con inhibidores plaquetarios es más efectiva que cualquiera de los dos tratamientos por separado.(14) La heparina de bajo peso molecular tiene una relación dosis-efecto más predecible que la heparina no fraccionada y con menos riesgo de trombocitopenia, siendo la más utilizada la enoxaparina (I-A).

Los betabloqueadores inhiben competitivamente los efectos miocárdicos de las catecolaminas circulantes y reducen el consumo miocárdico de oxígeno al disminuir la frecuencia cardiaca, la presión arterial y la contractilidad miocárdica, ayudando así a reducir el riesgo de muerte, IAM recurrente y hospitalización por insuficiencia cardiaca. Debe evitarse la administración precoz de betabloqueadores en pacientes con riesgo de shock cardiogénico (edad > 70 años, frecuencia cardiaca > 110 lpm, presión arterial sistólica < 120 mmHg, bajo gasto cardiaco) si se desconoce la función ventricular (III-B). Los bloqueadores de canales de calcio, diltiazem y verapamilo tienen una eficacia similar para el alivio de los síntomas y, en este sentido, parecen ser equivalentes a los bloqueadores beta.(15) y pueden ser utilizados cuando los betabloqueadores no estén disponibles, estén contraindicados o han sido usados a dosis máximas en pacientes sin insuficiencia cardiaca.

No se debe administrar betabloqueadores a pacientes con síntomas relacionados con vasoespasmo coronario o que consuman cocaína, ya que pueden favorecer el espasmo al dejar la vasconstricción mediada por la actividad alfa sin oposición por la vasodilatación mediada por la actividad beta. Se recomienda la administración de Inhibidor de la enzima convertidora de angiotensina (IECA) (o un Antagonista de los receptores de angiotensina II (ARA-II), preferiblemente valsartan (I-B), si no se tolera), comenzando en las primeras 24 horas tras el IAMCEST, a pacientes con evidencia de insuficiencia cardiaca, disfunción sistólica del VI, diabetes o infarto anterior para reducir el riesgo de rehospitalización y muerte (I-A).

El oxígeno está indicado para pacientes hipóxicos con una saturación arterial de oxígeno (SaO2) < 90%, PaO2 < 60 mmHg o si el paciente tiene insuficiencia respiratoria (I-C).(16) Además, se puede considerar la administración de un tranquilizante suave (normalmente una benzodiacepina) a los pacientes muy ansiosos (IIa-C). No está demás señalar que el paciente debe encontrarse bajo monitorización permanente por riesgo de hipotensión.

Los beneficios de las estatinas en la prevención secundaria se han demostrado de manera inequívoca.(17) Se debe administrar estatinas a todo paciente con IAM, independientemente de la concentración de colesterol en la presentación. El tratamiento hipolipemiante debe iniciarse precozmente durante el ingreso, ya que así se aumenta la adherencia del paciente después del alta, y debe administrarse a altas dosis (I-A), ya que esto se asocia con beneficios clínicos a corto y largo plazo.(18)

Tabla 2. Fármacos y dosis utilizadas en SCACEST

Antiagregantes plaquetarios
AAS: Dosis de carga de 150-300 mg oral seguida de dosis de mantenimiento de 75-100 mg/día
Clopidogrel: Dosis de carga de 300-600 mg oral, seguida de dosis de mantenimiento de 75 mg/día
Oxígeno
Administrar 2-4 litros por catéter nasal o máscara sólo si saturación arterial de oxígeno (SaO$_2$) < 90% o signos de insuficiencia cardiaca
Fibrinolíticos
Estreptocinasa: 1,5 millones UI diluida en 100-250 ml de cloruro de sodio 0.9% en 30-60 min i.v.; en pacientes > de 75 años se recomienda utilizar 750.000 UI

Alteplasa (tPA): Bolo i.v. de 15 mg y después 0,5 mg/kg i.v. durante 60 min (hasta 35 mg) 0,75 mg/kg en 30 min (hasta 50 mg)	
Tenecteplasa (TNK-tPA) Bolo i.v. único: 30 mg (6.000 UI), peso < 60 kg 35 mg (7.000 UI), peso entre 60 y < 70 kg 40 mg (8.000 UI), peso entre 70 y < 80 kg 45 mg (9.000 UI), peso entre 80 y < 90 kg 50 mg (10.000 UI), peso ≥ 90 kg Se recomienda reducir la dosis a la mitad para los pacientes de 75 o más años	
Anticoagulantes	
Enoxaparina 1 mg/kg s.c. dos veces al día (función renal normal o ERC estadio 1-3); 1 mg/kg s.c. una vez al día (ERC estadio 4)	
Betabloqueadores	
Atenolol 50-100 mg v.o. cada 24 horas	
Carvedilol 3.125 mg v.o. cada 12 horas	
Inhibidor de la enzima convertidora de angiotensina (IECA)	
Captopril 25 mg v.o. cada 8 horas. Comenzar con dosis bajas (6,25 mg) e ir aumentando hasta dosis plena en 24-48 horas	
Enalapril 20 mg v.o. cada 12 horas. Comenzar con 5-10 mg y se puede aumentar hasta 40 mg diarios si el paciente es hipertenso (según necesidades)	
Bloqueadores de los Canales Calcio	
Verapamilo 80 mg v.o. cada 24 horas (dosis máxima 480 mg en 24 horas)	
Hipolipemiante/Estatinas	
Rosuvastatina 20-40 mg v.o. cada 24 horas	
Analgésico (Opiáceo)	
Morfina: 2-4 mg i.v. en dosis repetidas cada 15 minutos sin sobrepasar un total de 10-15 mg, en ausencia de hipotensión (PAS > 100 mm Hg)	
Tranquilizante (Benzodiacepina) sólo en caso de agitación psicomotriz	
Alprazolam: 0.25 mg sublingual c/12 h	

AAS: Ácido Acetilsalicílico. ERC: Enfermedad Renal Crónica

b) SCA sin elevación persistente del segmento ST (SCASEST): En esta entidad la oclusión producto de la trombosis coronaria suele ser parcial. Los objetivos son la estabilización clínica, la seriación de biomarcadores cardíacos y la estratificación pronóstica para definir la estrategia de manejo. Las troponinas cardiacas (troponina T y troponina I) son los biomarcadores más sensibles y específicos de daño miocárdico que la creatincinasa (CK), isoenzima MB (CK-MB) y la mioglobina.(20)

Diagnóstico

Aunque la sintomatología es la misma que en SCACEST, se diferencia en el patrón del ECG que puede ser normal en más de un tercio de los pacientes, las alteraciones electrocardiográficas características incluyen la depresión del ST, la elevación transitoria del ST y cambios en la onda T.

En pacientes con dolor torácico y ECG no concluyente, hay que considerar la realización inmediata de una ecocardiografía para excluir otro diagnóstico alternativo (combinada con angio-TC cuando proceda), como embolia pulmonar, pericarditis o disección aórtica y, al mismo tiempo, reforzar la sospecha de SCASEST. La elevación de los MDM nos permite distinguir entre angina inestable (AI) e infarto de miocardio (IAM).

Infarto Agudo de Miocardio sin Elevación del ST

El Infarto agudo de miocardio sin elevación del ST (IAMSEST) se define como la necrosis de cardiomiocitos en un contexto clínico consistente con isquemia miocárdica aguda.(19) El diagnóstico de IAM requiere que se cumpla una combinación de criterios, entre ellos, la detección de un aumento o una disminución de biomarcadores cardiacos (preferiblemente troponina cardiaca de alta sensibilidad), con al menos uno de los valores por encima del percentil 99 del límite superior de referencia y al menos uno de los siguientes parámetros:
1. Síntomas de isquemia.
2. Cambios significativos en el ST-onda T o bloqueo de rama izquierda nuevos o presumiblemente nuevos en ECG de 12 derivaciones.
3. Aparición de ondas Q patológicas en el ECG.
4. Evidencia detectada por imagen de nueva o presumiblemente nueva pérdida de miocardio viable o anomalía regional en la motilidad de la pared.

5. Identificación de un trombo intracoronario mediante angiografía o autopsia.

Angina Inestable

La angina inestable se define como la isquemia miocárdica en reposo o con mínimo esfuerzo en ausencia de necrosis de cardiomiocitos. Comparados con los pacientes con IAMSEST, los pacientes con angina inestable no padecen necrosis miocárdica, tienen un riesgo de muerte sustancialmente menor y obtienen menos beneficios del tratamiento antiagregante intensivo y el tratamiento invasivo precoz. Su diagnóstico se hace principalmente con una prueba de esfuerzo positiva.

Tratamiento

El objetivo del tratamiento farmacológico antiisquémico es disminuir la demanda miocárdica de oxígeno (secundaria a la disminución de la frecuencia cardiaca, presión arterial, precarga o contractilidad miocárdica) o aumentar el aporte de oxígeno al miocardio (mediante la administración de oxígeno o a través de la vasodilatación coronaria). Si después del tratamiento no desaparecen rápidamente los signos o síntomas isquémicos, se recomienda realizar inmediatamente una coronariografía, independientemente de los hallazgos electrocardiográficos y de la concentración de troponina cardiaca.

A los pacientes cuyos síntomas isquémicos no remiten con nitratos y bloqueadores beta, es razonable administrarles opiáceos mientras se espera a la coronariografía inmediata, con la desventaja de que la morfina podría ralentizar la absorción intestinal de los inhibidores plaquetarios orales. Los nitratos reducen la demanda de oxígeno del miocardio, y mejora su suministro, produciendo dilatación de las arterias coronarias y colaterales redistribuyendo el flujo sanguíneo a la regiones isquémicas. Los nitratos intravenosos son más eficaces que los nitratos sublinguales para el alivio de los síntomas y la regresión de la depresión del ST, así que deben ser administrados por la vía disponible. Bajo una estrecha monitorización de la presión arterial, la dosis se aumentará gradualmente hasta que remitan los síntomas y, en pacientes hipertensos, hasta que la presión arterial se normalice, excepto cuando aparezcan efectos secundarios (principalmente dolor de cabeza o hipotensión). Aparte del control de los síntomas, no hay otras indicaciones para el tratamiento con nitratos. A los pacientes que hayan tomado recientemente un inhibidor de la fosfodiesterasa 5 (en las últimas 24 horas si es sildenafilo o vardenafilo y 48 horas si es tadalafilo), no se les debe administrar nitratos debido al riesgo de hipotensión grave.(21)

Las indicaciones de oxígeno, antiagregantes plaquetarios, anticoagulante, betabloqueadores, estatinas y analgésico son los mismos que en el tratamiento de SCACEST. En la Tabla 3 se describen los fármacos adicionales.

Tabla 3. Fármacos adicionales utilizados en el tratamiento de SCASEST

Nitratos
Nitroglicerina 0.4 mg spray s.l. cada 5 minutos, máximo 3 dosis (si no tiene contraindicaciones)
Dinitrato de isosorbida 10 mg v.o. cada 8 horas
Mononitrato de isosorbida 20 mg v.o. cada 12 horas

SCA: Síndrome Coronario Agudo, ECG: Electrocardiograma; AAS: Ácido Acetilsalicílico; CPDG: Clopidogrel; HBPM: Heparina de Bajo Peso Molecular; NTGL: Nitroglicerina, BB: Betabloqueadores, SCASEST: Síndrome Coronario Agudo sin Elevación de ST, SCACEST: Síndrome Coronario Agudo con Elevación de ST, AI: Angina Inestable, IAMSEST: Infarto Agudo de Miocardio sin Elevación de ST, Prevención secundaria: (AAS+CPDG+BB+Estatinas)

Algoritmo 1. Manejo de Síndrome Coronario Agudo

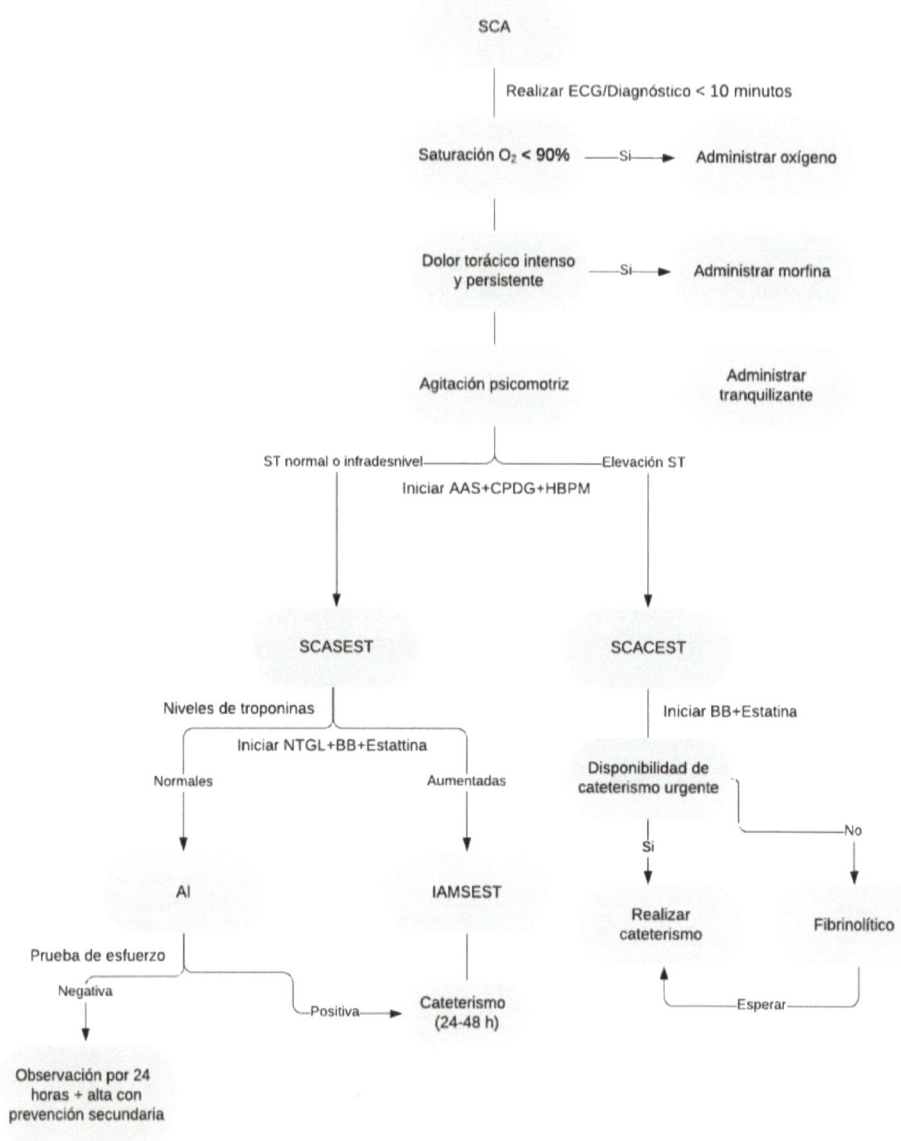

BIBLIOGRAFÍA

1. Lloyd D, Adams R, Carnethon M, De Simone G, Ferguson TB, Flegal K, et al. Heart disease and stroke estatistics 2009 update: a report from the American Heart Association Statistics Committee and Stroke Statistics Subcommittee. Circulation. 2009;119(3):21-181
2. Estadísticas vitales: Registro Estadístico de Nacidos Vivos y Defunciones 2018. Nacimientos y Defunciones. INEC. Agosto, 2019
3. Hansson G. Inflammation, atherosclerosis, and coronary artery disease. N Engl J Med. 2005 Apr 21;352(16):1685-95.
4. Prieto T, Doce V, Serra M. (2017). Factores predictores de mortalidad en infarto agudo de miocardio. Revista Finlay, 7(4), 232-239.
5. Davi G, Patrono C. Platelet activation and atherothrombosis. N Engl J Med. 2007;357:2482–94.
6. Thygesen K, Alpert JS, White HD, Jaffe AS, Katus HA, Apple FS, Lindahl B, et al. Third universal definition of myocardial infarction. Eur Heart J. 2012;33(20):2551–2567.
7. Guía de Práctica Clínica: Diagnóstico, Estratificación y Tratamiento de pacientes con síndrome coronario agudo sin elevación ST, México; Secretaría de Salud, 2010.
8. Cassiani C, Cabrera A. Síndromes coronarios agudos: epidemiología y diagnóstico. Salud Uninorte. 2009;25(1):118-134
9. Thygesen K, Mair J, Giannitsis E, Mueller C, Lindahl B, Blankenberg S, et al. How to use high-sensitivity cardiac troponins in acute cardiac care. Eur Heart J. 2012;33:2252–7.
10. Roffi M, Patrono C, Collet J, Mueller C, Valgimigli M, Andreotti F, et al. ESC Scientific Document Group, 2015 ESC Guidelines for the management of acute coronary syndromes in patients presenting without persistent ST-segment elevation: Task Force for the Management of Acute Coronary Syndromes in Patients Presenting without Persistent ST-Segment Elevation of the European Society of Cardiology (ESC), European Heart Journal, Volume 37, Issue 3, 14 January 2016, Pages 267–315
11. Rokos IC, French WJ, Koenig WJ, Stratton SJ, Nighswonger B, Strunk B, et al. Integration of pre-hospital electrocardiograms and ST-elevation myocardial infarction receiving center (SRC) networks: impact on door-to-balloon times across 10 independent regions. JACC Cardiovasc Interv. 2009;2(4):339–346.
12. Hobl EL, Stimpfl T, Ebner J, Schoergenhofer C, Derhaschnig U, Sunder-Plassmann R, et al. Morphine decreases clopidogrel concentrations and effects: a randomized, double-blind, placebocontrolled trial. J Am Coll Cardiol. 2014;63(7):630–635.
13. Kubica J, Adamski P, Ostrowska M, Sikora J, Kubica JM, Sroka WD, et al. Morphine delays and attenuates ticagrelor exposure and action in patients with myocardial infarction: the randomized, double-blind, placebo-controlled IMPRESSION trial. Eur Heart J. 2016;37(3):245–252.

BIBLIOGRAFÍA

14. Eikelboom JW, Anand SS, Malmberg K, Weitz JI, Ginsberg JS, Yusuf S. Unfractionated heparin and low-molecular-weight heparin in acute coronary syndrome without ST elevation: a meta-analysis. Lancet. 2000;355:1936–42.
15. Parodi O, Simonetti I, Michelassi C, Carpeggiani C, Biagini A, L'Abbate A, et al. Comparison of verapamil and propranolol therapy for angina pectoris at rest: a randomized, multiple-crossover, controlled trial in the coronary care unit. Am J Cardiol. 1986;57:899–906.
16. Stub D, Smith K, Bernard S, Nehme Z, Stephenson M, Bray JE, et al. Air versus oxygen in ST-segmentelevation myocardial infarction. Circulation. 2015;131:2143–50.
17. Baigent C, Keech A, Kearney PM, Blackwell L, Buck G, Pollicino C, et al. Efficacy and safety of cholesterol-lowering treatment: prospective meta-analysis of data from 90,056 participants in 14 randomised trials of statins. Lancet. 2005;366(9493):1267–1278.
18. CAPRIE Steering Committee. A randomised, blinded, trial of clopidogrel versus aspirin in patients at risk of ischaemic events (CAPRIE). Lancet. 1996;348:1329–1339.
19. Morrow DA, Scirica BM, Karwatowska-Prokopczuk E, Murphy SA, Budaj A, Varshavsky S, et al. Effects of ranolazine on recurrent cardiovascular events in patients with non-ST-elevation acute coronary syndromes: the MERLIN-TIMI 36 randomized trial. JAMA. 2007;297:1775–83.
20. Thygesen K, Alpert JS, Jaffe AS, Simoons ML, Chaitman BR, White HD, et al. Third universal definition of myocardial infarction. Eur Heart J. 2012;33:2551–67.
21. Schwartz BG, Kloner RA. Drug interactions with phosphodiesterase-5 inhibitors used for the treatment of erectile dysfunction or pulmonary hypertension. Circulation. 2010;122:88–95.

CAPÍTULO 2

Pericarditis Aguda y Taponamiento cardíaco
Daniel Sebastian Córdova Carrillo

El pericardio es un saco fibroelástico que presenta una capa visceral y parietal formando un espacio anatómico visible conocido como cavidad pericárdica (Massimo Imazio, 2019). En individuos sanos la cavidad pericárdica contiene entre 15 a 20 ml de ultrafiltrado de plasma; la inflamación aguda del pericardio con derrame asociado o sin él puede ocurrir como un problema clínico aislado o como una manifestación de una patología sistémica (Oh JK, 1993).

La pericarditis aguda se refiere a la inflamación del saco pericárdico. El término miopericarditis o perimiocarditis, se usa para casos de pericarditis aguda que también demuestran inflamación miocárdica. La miopericarditis se usa para casos con pericarditis prevalente y función ventricular normal, la perimiocarditis se usa para casos con miocarditis prevalente, donde la función ventricular se reduce debido a nuevas anomalías en el movimiento de la pared o función ventricular reducida (Massimo Imazio, 2019).

La pericarditis aguda es el trastorno más común que afecta al pericardio, se desconoce la incidencia exacta y la prevalencia de pericarditis aguda. Sin embargo, la pericarditis aguda se registra en aproximadamente 0.1 a 0.2 por ciento de los pacientes hospitalizados y 5 por ciento de los pacientes ingresados en el Departamento de Emergencia por dolor torácico no isquémico (Massimo Imazio, 2019).

Diagnóstico

La pericarditis aguda es un síndrome clínico cuyo diagnóstico está basado en criterios simples no siempre presentes de una manera clara, entre los cuales se incluye el dolor torácico (característico), el frote pericárdico, alteraciones electrocardiográficas evolutivas (elevación difusa del segmento ST en el electrocardiograma) y derrame pericárdico. Al menos 2 de 4 factores deberían estar presentes para el diagnóstico de pericarditis aguda, aunque la auscultación de un frote pericárdico permite establecerlo por sí solo. La forma clásica de presentación es la de un cuadro sintomático agudo, pero también puede presentarse en forma subaguda o crónica, siendo común la presencia de fiebre menor a 39 °C, molestia, malestar y mialgias como pródromos, cabe recalcar que los pacientes añosos pueden no tener fiebre (Haley JH, 2004).

En cuanto al dolor precordial, suele presentarse como retroesternal o en hemitórax izquierdo, tipo agudo, cortante o punzante y puede irradiarse en forma similar a la angina de pecho e incluso tener características similares al ángor o características pleuríticas, el dolor generalmente se modifica con los cambios posturales y en ocasiones está asociado a tos no productiva y disnea (Ling LH, 1997). La evaluación diagnóstica básica debería incluir interrogatorio, auscultación, electrocardiograma, ecocardiografía transtorácica, análisis de sangre de rutina, incluyendo marcadores de inflamación como VSD y PCR y de lesión miocárdica (CPK-MB y troponinas), así como radiografía de tórax en todos los casos en que se sospeche el diagnóstico de pericarditis (Massimo Imazio, 2019).

Recomendaciones para el diagnóstico de la pericarditis

Recomendación	Clase	Nivel de evidencia
– La auscultación de un frote pericárdico es altamente sugestiva de pericarditis aguda	I	B
– La presencia de elevación difusa del segmento ST evolutiva en el ECG es altamente sugestiva de pericarditis aguda	I	B
– El dolor torácico característico retroesternal que aumenta con la tos y la inspiración y a veces mejora con la inclinación hacia adelante es altamente sugestivo de pericarditis aguda	I	B
– Los hallazgos de VSG acelerada, PCR aumentada, leucocitosis, aumento de troponinas y LDH pueden orientar al diagnóstico	I	B
– La aparición o aumento de un derrame pericárdico previo o signos de taponamiento en este contexto es altamente sugestivo de pericarditis aguda	I	B
– La Rx de tórax puede ser normal o presentar signos de derrame pericárdico o patología mediastinal o pulmonar	I	B

ESD: eritrosedimentación; LDH: láctico deshidrogenasa

(Massimo Imazio, 2019).

Existe un protocolo de 3 pasos para el manejo diagnóstico de las enfermedades pericárdicas:
– **Estadio I:** Incluye historia clínica, examen físico, electrocardiograma, radiografía de tórax, evaluación para tuberculosis, medición de anticuerpos antinucleares en suero y hormonas tiroideas, así como otros estudios sugeridos tras la evaluación inicial.
– **Estadio II:** Incluye a la pericardiocentesis en pacientes con taponamiento cardíaco, sospecha de pericarditis purulenta o derrames pericárdicos crónicos voluminosos.
– **Estadio III:** Incluye una biopsia quirúrgica del pericardio en pacientes con taponamiento persistente o recurrente luego de pericardiocentesis y cuando la

permanencia del derrame es mayor de 3 semanas luego del ingreso en el hospital sin diagnóstico etiológico (Ben-Horin S, 2004).

Determinar riesgo y necesidad de hospitalización

Es importante determinar el alto riesgo de pacientes con pericarditis aguda, ya que deben ser ingresados en el hospital para iniciar la terapia adecuada y acelerar la evaluación y tratamiento. Se debe conocer que los pacientes con características de alto riesgo tienen un más complicaciones a corto plazo, además de una mayor probabilidad de etiología específica de la enfermedad (Massimo Imazio, 2019). Por el contrario, los pacientes con pericarditis aguda no complicada o con bajo riesgo, generalmente se pueden evaluar y dar de alta con un seguimiento ambulatorio para evaluar la eficacia del tratamiento y completar la evaluación de diagnóstico.

Las características de la pericarditis aguda asociada con un mayor riesgo son:

- Fiebre (> 38ºC [100.4ºF])
- Curso subagudo (sin inicio agudo de dolor torácico)
- Evidencia que sugiere taponamiento cardíaco
- Un derrame pericárdico grande
- Inmunosupresión y pacientes inmunodeprimidos
- Antecedentes de terapia con antagonistas de vitamina K o anticoagulantes orales
- Trauma agudo
- No mostrar mejoría clínica después de siete días de AINE dosificado adecuadamente y terapia con colchicina
- Troponina cardíaca elevada que sugiere miopericarditis / perimiocarditis

(Massimo Imazio, 2019).

Presentación de síntomas

Dolor torácico: Este síntoma se encuentra presente en el 95% de pacientes con pericarditis, siempre debe distinguirse de otras causas comunes y potencialmente mortales de dolor torácico, como isquemia miocárdica, embolia pulmonar, disección aórtica, enfermedad por reflujo gastroesofágico y dolor musculoesquelético, es probable que el dolor en el pecho esté presente en casos de pericarditis aguda causada por una infección, pero puede ser ausente en pacientes con pericarditis urémica o pericarditis asociada con un trastorno reumatológico (Little WC, 2006).

Frote pericárdico: La presencia de una fricción pericárdica en el examen físico es muy específica para la pericarditis aguda. Se caracterizan por ser trifásicos a menudo intermitentes, con una intensidad que tiende a aumentar y disminuir, auscultándose mejor con el diafragma del estetoscopio (Little WC, 2006).

Electrocardiograma: Puede evolucionar hasta cuatro etapas de cambios que incluyen:
- **Etapa 1:** En las primeras horas o días, se caracteriza por una elevación difusa del ST (típicamente cóncava) con depresión recíproca del ST visibles en las derivaciones aVR y V1. También hay con frecuencia una corriente auricular de lesión, reflejada por la elevación del segmento PR en la derivación aVR y la depresión del segmento PR en otras derivaciones de las extremidades y en las derivaciones del tórax izquierdo, principalmente V5 y V6. Por lo tanto, los segmentos PR y ST generalmente cambian en direcciones opuestas. La desviación del segmento PR, que es altamente específica aunque menos sensible, a menudo se pasa por alto.
- **Etapa 2:** Generalmente se ve en la primera semana, se caracteriza por la normalización de los segmentos ST y PR.
- **Etapa 3:** Se caracteriza por el desarrollo de inversiones difusas de onda T, generalmente después de que los segmentos ST se hayan vuelto isoeléctricos, su duración no está bien documentada.
- **Etapa 4:** Está representada por la normalización del ECG.

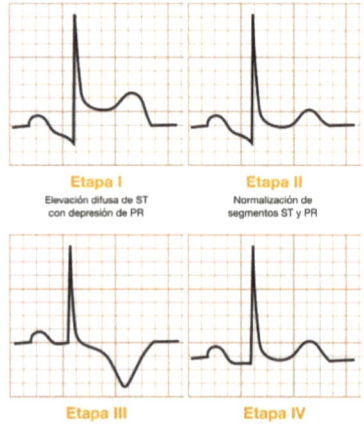

(Massimo Imazio, 2019).

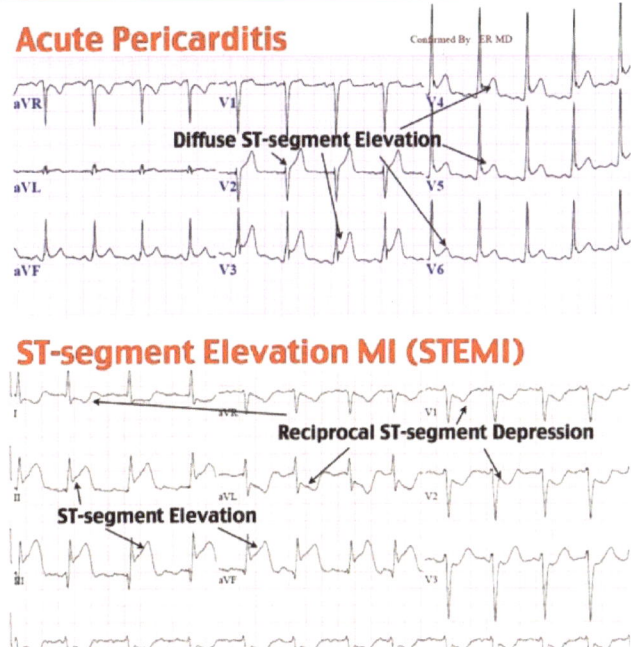

Ecocardiografía: Un derrame pequeño puede ser útil para confirmar el diagnóstico de pericarditis, aunque la ausencia de un derrame no excluye el diagnóstico. Puede ser particularmente útil si se sospecha una pericarditis purulenta, si hay preocupación por la miocarditis o si hay evidencia radiográfica de cardiomegalia, particularmente si este es un nuevo hallazgo (Massimo Imazio, 2019).

Evaluación diagnóstica inicial
Historia inicial y examen físico:
Se debe considerar los trastornos que se conoce que involucran el pericardio, como malignidad previa, trastornos autoinmunes, uremia, infarto de miocardio reciente y cirugía cardíaca previa. Es importante la auscultación, con el objetivo de descartar un roce pericárdico de fricción y los signos asociados con el taponamiento cardíaco.

Pruebas iniciales en todos los casos sospechosos:
- Electrocardiograma
- Radiografía de tórax
- Conteo sanguíneo completo, nivel de troponina, velocidad de sedimentación globular y nivel de proteína C reactiva en suero.

- Ecocardiografía, con ecocardiografía urgente si se sospecha taponamiento cardíaco, se debe realizar a todos los pacientes en quienes se sospeche pericarditis.

Estudios complementarios de laboratorio:
- Realizar hemocultivos si la fiebre es superior a 38°C, signos de sepsis o una infección bacteriana concomitante documentada.
- Los estudios virales no se obtienen de forma rutinaria, ya que el rendimiento es bajo y el manejo no se altera para la gran mayoría de los pacientes.
- Anticuerpos antinucleares (ANA) en casos seleccionados (por ejemplo, mujeres jóvenes, especialmente aquellas en las que la historia sugiere un trastorno reumatológico), se debe tener en claro que en raras ocasiones, la pericarditis aguda es la presentación inicial de lupus eritematoso sistémico.
- Pruebas serológicas de VIH
- Prueba de tuberculina
- Pericardiocentesis: se debe realizar con fines terapéuticos en pacientes con taponamiento cardíaco y debe considerarse con fines de diagnóstico en pacientes con sospecha de etiología maligna o bacteriana, o en pacientes con un derrame sintomático refractario al tratamiento médico.

Tratamiento
Antiinflamatorios no esteroideos
Son el pilar del tratamiento de los pacientes con pericarditis aguda, debido a que la pericarditis aguda es de causa viral o idiopática en el 80-90% de los casos y que tiene una evolución benigna con buen pronóstico, el tratamiento con antiinflamatorios no esteroides, generalmente en dosis altas, resulta suficiente en la mayoría de los pacientes.

Recomendación	Clase	Nivel de evidencia
– Los antiinflamatorios no esteroides (AINE) son los fármacos de primera elección en el tratamiento de esta patología	I	B
– El ácido acetilsalicílico debe administrarse en dosis de 2 a 4 g/día	I	B
– El ibuprofeno debe administrarse en dosis de 1.000 a 3.200 mg/día	I	B
– La indometacina debe administrarse en dosis de 75-150 mg/día	I	B
– El AINE debe administrarse en forma prolongada hasta la desaparición de la sintomatología y la normalización de la PCR o la VSG o de ambas	I	B

La aspirina y otros AINE se consideran los pilares del tratamiento de la pericarditis aguda, deberían ser prescriptos en dosis antiinflamatorias

antiinflamatorias adecuadas, por ejemplo aspirina: 2-4 g/diarios; ibuprofeno: 1.600-3.200 mg/diarios o indometacina: 75-150 mg/diarios, considerando esquemas prolongados, hasta la normalización completa de la PCR o la VSG o de ambas (Little WC, 2006).

La duración óptima del tratamiento no está claramente establecida. Si bien se observa alivio de los síntomas en la mayoría de los casos en un lapso de 1 a 3 días, el tratamiento se mantiene durante 7 a 14 días para luego ir disminuyendo la dosis progresivamente en la mayoría de los casos (CARDIOLOGIA, 2016).

Ibuprofeno

El ibuprofeno es un fármaco de elección por su buena tolerancia, efecto favorable sobre el flujo coronario y un gran rango de dosis. Según la gravedad y la respuesta, pueden ser necesarios 300-800 mg cada 6-8 horas (1.200 a 3.200 mg / día, fraccionados en 3-4 tomas), que pueden continuarse durante semanas, hasta objetivar el control de los síntomas y del derrame pericárdico.

En general, el ibuprofeno es la primera elección por la menor frecuencia de efectos adversos, pero la aspirina es de elección si la etiología isquémica con un infarto reciente es la causa, ya que otros antiinflamatorios pueden dificultar la formación de la cicatriz, mientras que la aspirina tiene un efecto antiplaquetario probado (CARDIOLOGIA, 2016).

Otros AINES

La indometacina en dosis de 75 a 225 mg/día también se puede utilizar si bien debe evitarse en pacientes con sospecha de enfermedad coronaria o adultos mayores, ya que puede provocar disminución del flujo coronario por su efecto vasoconstrictor.

Colchicina

La colchicina inhibe la mitosis a nivel nuclear, se une a la tubulina, inhibe varias de las funciones de los polimorfonucleares e interfiere con el movimiento transcelular de colágeno. En ausencia de contraindicaciones se debe considerar como tratamiento de primera línea junto a AINES, la dosis recomendada es de 2 mg/día durante 1 a 2 días, seguida por una dosis de mantenimiento de 1 mg/ día fraccionada en 2 tomas o 0,5 mg/día en pacientes de < 70 kilogramos. Algunas sugerencias prácticas para mejorar la tolerancia a la colchicina incluyen el ajuste de la dosis por peso (0,5 mg/día en < 70 kg), descenso de la dosis ante el desarrollo de diarrea o eliminar la dosis de carga.

Recomendación	Clase	Nivel de evidencia
– En ausencia de contraindicaciones o indicaciones específicas, la colchicina debe considerarse como tratamiento de primera línea asociado a los AINE en la pericarditis aguda y recurrente	I	A
– La dosis para administrar es inicialmente 2 mg/día durante 1 a 2 días y como dosis de mantenimiento 1 mg/día fraccionado en 2 tomas. En pacientes de < 70 kg, 0,5mg/día. En caso de intolerancia (diarrea principalmente) puede disminuirse a 0,5 mg/día	I	B
– La duración del tratamiento debe ser de al menos 3-6 meses	I	B

(Montera MW, 2013).

Corticoides

La principal razón de su eficacia es que son capaces de inducir una respuesta rápida con control sintomático y remisión inicial. Es frecuente la reducción de dosis ante el temor de posibles efectos adversos, por lo que las recaídas y efectos adversos graves vinculados a la necesidad de terapias prolongadas son comunes.

A los pacientes que responden mal a los AINE se les trata habitualmente con corticoesteroides, sin embargo su uso promueve la recurrencia. Se recomiendan dosis de 0,2 – 0,5 mg/kg/día de prednisona seguidos de una reducción de dosis cada 2 – 4 semanas, junto a colchicina; la reducción debe ser guiada en función a la respuesta a los síntomas y la medida seriada de la proteína C reactiva (CARDIOLOGIA, 2016).

Ejercicio

El reposo forma parte del tratamiento y debe mantenerse hasta que el paciente está asintomático. Se recomienda durante un período de 4-6 semanas, así como la monitorización ecocardiográfica seriada. En cuanto al reinicio de la actividad deportiva, debería considerarse luego de un período de 6 meses, solo si el paciente se encuentra asintomático, con normalización del ECG, así como de los marcadores de inflamación y parámetros de función ventricular. Es recomendable la realización de un Holter y un apremio para evaluar la capacidad funcional (ergometría convencional o eco-estrés) previo al reinicio de la actividad deportiva (Montera MW, 2013).

Taponamiento Cardíaco

El taponamiento es un síndrome clínico hemodinámico que progresa de manera continua a una severidad clínica, que puede ir desde ligeros aumentos de la presión intrapericárdica sin repercusión clínica reconocible hasta un cuadro de severo bajo gasto cardíaco y muerte (Jaime Sagristá Sauleda, 2000); se puede desarrollar ante un derrame pericárdico de cualquier causa y puede presentarse de una forma aguda o crónica. La principal manifestación clínica es la disnea y en ocasiones puede haber dolor torácico. Al examen físico, el hallazgo más frecuente es la distensión venosa yugular, además que tiene de forma característica la presencia de un colapso sistólico y una ausencia de colapso diastólico, se presenta también un pulso paradójico característico y que se define como el descenso de 10 mmHg o más en la presión arterial sistólica durante la inspiración (Jaime Sagristá Sauleda, 2000)

El pulso paradójico no es patognomónico del taponamiento, ya que se puede observar también en la enfermedad pulmonar obstructiva, en la miocardiopatía restrictiva, en la obesidad y en el embolismo pulmonar masivo, cuando el taponamiento cardíaco es severo, la presión arterial y el gasto cardíaco descienden y existe taquicardia y taquipnea (CARDIOLOGIA, 2016).

La presencia de pulso paradójico en esta circunstancia puede ser difícil de apreciar por la hipotensión, pero la presión venosa yugular suele estar marcadamente elevada, los tonos cardíacos pueden estar apagados y el paciente puede mostrar signos de bajo gasto cardíaco y oliguria (Jaime Sagristá Sauleda, 2000).

El diagnóstico de taponamiento se hace sobre la base de la demostración de compromiso hemodinámico en presencia de derrame pericárdico moderado o severo. Los criterios diagnósticos de taponamiento son: ingurgitación yugular, pulso paradójico e hipotensión arterial (CARDIOLOGIA, 2016).

Fisiopatología

En el taponamiento cardíaco, la anomalía primaria es la compresión de todas las cámaras cardíacas debido al aumento de la presión pericárdica. El pericardio tiene cierto grado de elasticidad, pero una vez que alcanza el límite elástico, el corazón debe competir con el líquido intrapericárdico por el volumen intrapericárdico fijo y a medida que progresa el taponamiento cardíaco, las cámaras cardíacas se hacen más pequeñas y se reduce la distensibilidad diastólica de la cámara (Brian D Hoit, 2018) . Las siguientes consecuencias resultan de este llenado cardíaco limitado:

Cambios progresivos en el retorno venoso sistémico:
El retorno venoso es normalmente bimodal con picos durante la sístole ventricular y la diástole temprana. El derrame produce compresión durante todo el ciclo cardíaco, y el volumen cardíaco se vuelve mínimo durante la eyección, por tal razón a medida que el taponamiento cardíaco se vuelve más severo, el retorno venoso se desplaza progresivamente a la sístole a medida que disminuye el pico asociado con el llenado diastólico temprano. Cuando el taponamiento cardíaco es muy severo, el retorno venoso total cae, las cámaras cardíacas se encogen y el gasto cardíaco y la presión arterial disminuyen (Jaime Sagristá Sauleda, 2000).

Variación respiratoria en el retorno venoso:
La disminución inspiratoria de la presión torácica se transmite a través del pericardio hacia el lado derecho del corazón y la vasculatura pulmonar. Como efecto, el retorno venoso sistémico al corazón derecho aumenta con la inspiración y el retorno venoso pulmonar al corazón izquierdo disminuye con la inspiración. En el taponamiento cardíaco, el pericardio rígido evita que la pared libre se expanda. La distensión resultante del ventrículo derecho se limita al tabique interventricular, que junto con el llenado insuficiente relativo del ventrículo izquierdo hace que el tabique se abulte hacia la izquierda, lo que reduce la distensibilidad del ventrículo izquierdo y contribuye a una mayor disminución del llenado del ventrículo izquierdo durante la inspiración. Este concepto se conoce como "interacción ventricular" o "interdependencia ventricular". Estos cambios ocurrirán una vez que la presión pericárdica se vuelva más alta que las presiones diastólicas ventriculares (Jaime Sagristá Sauleda, 2000).

El sangrado agudo en un pericardio relativamente rígido puede concluir rápidamente a un taponamiento cardíaco. A medida que aumenta el volumen intrapericárdico, hay un pequeño aumento inicial de la presión intrapericárdica seguido de un ascenso rápido.

En comparación, la acumulación crónica de un derrame pericárdico permite que el cumplimiento pericárdico aumente gradualmente. Como resultado, la presión intrapericárdica aumenta más lentamente hasta que se alcanza un punto crítico cuando se vuelve a ver un ascenso casi vertical, el taponamiento cardíaco puede no ocurrir hasta que se hayan acumulado dos litros o más.

Presentación clínica

La presentación de pacientes con taponamiento cardíaco depende en gran medida del tiempo durante el cual se acumula líquido pericárdico y la situación clínica:

- **El taponamiento cardíaco agudo:** ocurre en minutos, debido a un traumatismo, ruptura del corazón o la aorta, o como una complicación de un procedimiento diagnóstico o terapéutico invasivo. Esto generalmente da como resultado una imagen similar a un shock cardiogénico que requiere una reducción urgente de la presión pericárdica. En su inicio, puede estar asociado con dolor torácico, taquipnea y disnea, y es potencialmente mortal si no se trata de inmediato. La presión venosa yugular está marcadamente elevada y puede estar asociada con distensión venosa en la frente y el cuero cabelludo, los ruidos cardíacos a menudo son silenciados.
- **El taponamiento cardíaco subagudo:** Ocurre durante días o semanas y puede asociarse con pericarditis neoplásica, urémica o idiopática. Suele ser un proceso menos dramático que el taponamiento cardíaco agudo. Los pacientes pueden estar asintomáticos al inicio del curso, pero una vez que la presión intrapericárdica alcanza un valor crítico, los síntomas incluyen disnea, molestias o saciedad en el pecho, edema periférico y fatigabilidad.
- **El taponamiento cardíaco de baja presión:** Un subconjunto del taponamiento cardíaco subagudo, se produce en pacientes con hipovolemia grave. La importancia hemodinámica de estos derrames se puede demostrar en la ecocardiografía mediante colapso de la cámara cardíaca derecha y variaciones respiratorias en los flujos transvalvulares.
- **El taponamiento cardíaco regional:** ocurre cuando un derrame excéntrico loculado o un hematoma localizado produce un taponamiento

cardíaco regional en el que solo se comprimen las cámaras seleccionadas. El taponamiento cardíaco regional se observa con mayor frecuencia después de pericardiotomía o infarto de miocardio.

Examen Físico

Puede haber una cantidad de hallazgos presentes en el examen físico, dependiendo del tipo y la gravedad del taponamiento cardíaco, aunque ninguno de los hallazgos por sí solo es altamente sensible o específico para el diagnóstico. Los hallazgos asociados con la tríada de Beck, los cuales forman parte la presión arterial baja, venas de cuello dilatadas y ruidos cardíacos amortiguados, están presentes en una minoría de los casos de taponamiento cardíaco agudo. Los hallazgos físicos como la taquicardia sinusal, incluso en ausencia de hipotensión franca, pueden indicar un compromiso hemodinámico significativo del taponamiento cardíaco y servir como una indicación de pericardiocentesis inmediata. Por el contrario, el signo de Kussmaul (la ausencia de una disminución inspiratoria en la presión venosa yugular) generalmente no se observa en el taponamiento cardíaco (Brian D Hoit, 2018)

Evaluación Clínica

Los pacientes con sospecha de tener taponamiento cardíaco deben evaluarse con un electrocardiograma, radiografía de tórax y ecocardiografía. Otras técnicas de imagen, como la tomografía computarizada y la resonancia magnética cardiovascular generalmente no son necesarias para el diagnóstico de derrame pericárdico si hay ecocardiografía disponible (Jaime Sagristá Sauleda, 2000).

Diagnóstico

La presencia de un derrame pericárdico en la ecocardiografía con evidencia de colapso de las cámaras cardíacas, variación del flujo o dilatación de la vena cava inferior es consistente y altamente sugestivo de taponamiento cardíaco. Sin embargo, el diagnóstico de taponamiento cardíaco solo puede confirmarse mediante la respuesta hemodinámica y clínica al drenaje del líquido pericárdico (CARDIOLOGIA, 2016).

Los síntomas presentes en el taponamiento cardíaco son:
- Dolor de pecho

- Síncope o presíncope
- Disnea y taquipnea
- Hipotensión
- Taquicardia
- Edema periférico
- Presión venosa yugular elevada.
- Pulsus paradoxus

Al taponamiento cardíaco se lo debe diferenciar con la pericarditis constrictiva. El taponamiento cardíaco y la pericarditis constrictiva, aunque tienen varias características en común, difieren en la forma en que alteran el llenado diastólico de los ventrículos, lo que lleva a diferentes manifestaciones clínicas y hallazgos en el examen físico, la ecocardiografía y la evaluación hemodinámica.

Tratamiento
El tratamiento definitivo del taponamiento cardíaco se logra mediante la eliminación del líquido pericárdico, aliviando así la presión intrapericárdica elevada y mejorando el estado hemodinámico. Mientras que un paciente ocasional con pocos o ningún signo clínico de compromiso hemodinámico se puede observar con exámenes físicos en serie y ecocardiogramas, la mayoría de los pacientes con taponamiento requerirán drenaje temprano del derrame pericárdico. La atención de apoyo con reanimación con líquidos y apoyo inotrópico puede resultar beneficiosa temporalmente, pero no debe considerarse un sustituto del drenaje del derrame (Brian D Hoit, 2018).

La decisión de drenar un derrame pericárdico en alguien con sospecha de taponamiento cardíaco debe tener en cuenta la evaluación clínica, los hallazgos ecocardiográficos y el riesgo del procedimiento. El taponamiento cardíaco con compromiso hemodinámico requiere la extracción urgente de líquido pericárdico, lo que produce una mejora rápida y dramática en la hemodinámica cardíaca y sistémica (Montera MW, 2013).

El taponamiento cardíaco "temprano" con evidencia mínima o nula de compromiso hemodinámico puede tratarse de forma conservadora, con un cuidadoso monitoreo hemodinámico, estudios ecocardiográficos seriados, donde se recomienda cada dos o tres días o antes si está clínicamente indicado, evitar el agotamiento del volumen y la terapia dirigida al subyacente causa del derrame pericárdico. Los derrames que se agrandan progresivamente, conducen a un empeoramiento de los síntomas de taponamiento cardíaco definitivo sugestivo, o que de otro modo son refractarios a un enfoque conservador, deben tratarse con drenaje de líquido pericárdico (Brian D Hoit, 2018).

Contraindicaciones de drenaje pericárdico
- Hipertensión pulmonar severa: se debe tener precaución si se realiza pericardiocentesis en pacientes con hipertensión pulmonar severa. En el caso de hipertensión pulmonar severa, el derrame pericárdico puede estar evitando una dilatación significativa del ventrículo derecho, que puede ser crucial para apoyar el ventrículo derecho. El drenaje del líquido pericárdico puede conducir a la pérdida de este soporte del ventrículo derecho, lo que puede empeorar la función ventricular derecha y una regurgitación tricúspide más grave (CARDIOLOGIA, 2016).

- Coagulopatía hemorrágica: los riesgos y beneficios relativos de la pericardiocentesis también se deben considerar detenidamente si hay una coagulopatía. Aunque el riesgo de complicaciones es bajo, el riesgo de sangrado es mayor en el contexto de la coagulopatía. Además, se debe evitar el abordaje subcostal en el caso de una coagulopatía, ya que el sangrado por lesión hepática puede ser mortal (CARDIOLOGIA, 2016).

BIBLIOGRAFÍA

1. Ben-Horin S, P. O. (2004). Localized pericardial inflammation in systemic lupus erythematosus. Clinical Experimental Rheumatology, 22(4):483-4.
2. Brian D Hoit, M. (2018). Cardiac Taponade. UpToDate.
3. CARDIOLOGIA, B. T. (2016). Enfermedades pericárdicas. Barcelona: Elsevier.
4. Haley JH, T. A. (2004). Transient constrictive pericarditis: causes and natural history. . Journal American College of Cardiology, 43:271-5.
5. Jaime Sagristá Sauleda, e. a. (2000). Taponamiento Cardíaco. Guías de práctica clínica de la Sociedad Española de Cardiología en patología pericárdica, 394-412.
6. Ling LH, O. J. (1997). Constrictive pericarditis in the modern era. Evolving clinical spectrum and impacts on outcome after pericardiectomy. Circulation, 100:1380-6.
7. Little WC, F. G. (2006). Pericarditis disease. Circulation, 113:1622-32.
8. Massimo Imazio, M. F. (Mayo de 2019). Acute pericarditis: Clinical presentation and diagnostic evaluation. Obtenido de UpToDate
9. Montera MW, M. E. (2013). I Brazilian Guidelines on Myocarditis. Arquivos Brasileiros de Cardiologia, 100:1-36.
10. Oh JK, H. L. (1993). Transient constrictive pericarditis: diagnosis by two-dimensional Doppler echocardiography. Mayo Clinic, 68:1158-1164.

CAPÍTULO 3

Crisis Hipertensiva
Diana Carolina Lara Cambisaca

Introducción

La hipertensión arterial es una enfermedad que hoy en día constituye una de las afecciones crónicas más frecuentes a nivel mundial. Esta enfermedad es tan importante debido a la conexión directa que tiene con enfermedades cardiacas y cerebro vasculares como complicaciones, capaz de producir daño en órganos importantes como, riñones, corazón, cerebro, así como a nivel ocular específicamente en retina y daño a nivel vascular. Se conoce que son la primera causa de muerte en la mayoría de los países desarrollados.

Definición
Crisis Hipertensiva

Es aquella elevación aguda de la PA que motiva una consulta médica urgente, con cifras de PA diastólica superior a 120 mmHg y/o PA sistólica por encima de 210 mmHg. Este término, a su vez, engloba a otros dos:

- Emergencia hipertensiva: En ella la elevación tensional se acompaña de alteraciones en los órganos diana (corazón, cerebro, riñón) de forma aguda, de modo que conlleva un compromiso vital inmediato y, por tanto, obliga a un descenso de las cifras tensionales en un plazo máximo de una hora mediante medicación parenteral. (A.E. Delgado Martín, 2003)
- Urgencia hipertensiva. Aquí la elevación tensional no se acompaña de lesiones que comprometan la vida de forma inmediata y, por tanto, permite que pueda corregirse de forma gradual en un período de 24-48 h con antihipertensivos administrados por vía oral. Incluimos aquí todas las elevaciones bruscas de la PA diastólica por encima de 120 mmHg que son asintomáticas o tienen una sintomatología leve e intrascendente, la hipertensión pre y postoperatoria y la de los pacientes trasplantados. (A.E. Delgado Martín, 2003)

Falsas Urgencias Hipertensivas

Son aquellas elevaciones de la PA que no producen daño en los órganos diana y son reactivas a situaciones de ansiedad, síndromes dolorosos o a procesos de cualquier otra naturaleza. La PA se corrige cuando cesa el estímulo desencadenante y no requiere tratamiento hipotensor específico. (A.E. Delgado Martín, 2003)

Fisiopatología

Para comprender adecuadamente el tratamiento, es necesario recordar algunos apuntes fisiopatológicos. En una situación de PA muy elevada y de elevación súbita existe un daño arteriolar caracterizado por necrosis fibrinoide de la pared vascular y formación de trombos, lo que se traduce en el órgano afectado como un daño por hiperflujo e isquemia. Sin embargo, la autorregulación vascular de flujo en cada órgano permite que en situaciones de PA baja exista vasodilatación y en situaciones de PA elevada exista vasoconstricción, de manera que ante cambios significativos de PA el flujo sanguíneo en los tejidos sea más o menos constante. En casos de PA elevada solo habrá daño de órgano blanco si es que la PA se eleva a un nivel por encima de lo que este mecanismo de autorregulación vascular pueda compensar. (Bernedo-Valdez1, 2017)

Es necesario señalar que en las personas hipertensas esta autorregulación vascular funciona con valores más altos de PA. Es por ello que cuando frente a pacientes con PA muy alta, solo se quiere descender la PA a un nivel seguro, no se pretende 'normalizarla'. Este nivel seguro, en la mayoría de los casos, es un descenso de 20 %. Si se trata de una emergencia hipertensiva este descenso de 20 % del nivel de PA debe ser en una hora; pero, si se trata de urgencia hipertensiva, este descenso será en 24 horas. (Bernedo-Valdez1, 2017)

Diagnostico
Valoración del Paciente
En cualquier paciente con crisis hipertensiva el objetivo ha de ser identificar las supuestas causas y valorar el posible daño de los órganos diana. Para ello, el médico dispone de la anamnesis, la exploración física y las pruebas complementarias oportunas. (A.E. Delgado Martín, 2003)

Anamnesis-Antecedentes.
Debe interrogarse acerca de los fármacos que habitualmente toma el paciente para cualquier dolencia, buscando el causante de la crisis, vasoconstrictores nasales, anticonceptivos orales, corticoides, retirada brusca de hipotensores, AINE, antidepresivos, simpaticomiméticos, etc.); si el paciente es hipertenso ya conocido, se debe preguntar sobre los tratamientos actuales y las medidas higiénico-dietéticas que realice; se debe preguntar también acerca de las enfermedades concomitantes o previas, especialmente EPOC, diabetes mellitus, obesidad,

glomerulopatías o antecedentes ginecológicos, todos ellas capaces de condicionar las posibles medidas terapéuticas a aplicar en la crisis hipertensiva. (A.E. Delgado Martín, 2003)

Enfermedad Actual

La expresividad clínica de las crisis hipertensivas abarca un amplio espectro de manifestaciones, que van desde los pacientes asintomáticos hasta los que mueren de forma súbita a causa de un episodio vascular agudo. En la anamnesis debemos centrarnos, sobre todo, en buscar la afección de los órganos diana; por tanto, incidiremos, fundamentalmente, sobre los síntomas neurológicos (molestias visuales, cefaleas, mareos, alteración del nivel de conciencia, paresias, convulsiones o cualquier signo de focalidad neurológica) cardíacos (disnea, ortopnea, dolor de tipo coronario, dolor torácico de otro tipo, edemas, etc.) y renales (oliguria, hematuria, etc.). (A.E. Delgado Martín, 2003)

Exploración Física

- Toma de presión arterial. Debemos realizarla en decúbito y en bipedestación en ambos brazos, con un manguito apropiado al diámetro del brazo, el cual debe situarse a la altura del corazón, 2 cm por encima de la flexura del codo. Se palpa la arteria y se sitúa encima el fonendoscopio.
- Auscultación cardiopulmonar y datos sobre el pulso periférico. Buscar, sobre todo, signos de insuficiencia cardíaca (soplos, arritmias, crepitantes pulmonares, etc.) y de disección aórtica.
- Exploración abdominal. Buscar masas, soplos, etc., que puedan ponernos, por ejemplo, en la pista de una disección aórtica.
- Extremidades. Valoraremos la presencia de edemas y la existencia o no de simetría en los pulsos periféricos.
- Exploración neurológica. Debe ser lo más completa posible, incluyendo fondo de ojo para comprobar la afección retiniana de la HTA (clasificación de Wegener; suelen ser pacientes grados II-IV, por lo que encontraremos hemorragias, exudado y edema de papila).
- Exploración neurológica. Debe ser lo más completa posible, incluyendo fondo de ojo para comprobar la afección retiniana de la HTA (clasificación de Wegener; suelen ser pacientes grados II-IV, por lo que encontraremos hemorragias, exudado y edema de papila).

Es importante que, tras una cuidadosa exploración, y una vez tranquilizado el paciente, volvamos a tomar de nuevo la PA, ya que pueden normalizarse las cifras tensionales tras la relajación del paciente. (A.E. Delgado Martín, 2003)

Pruebas Complementarias

En la consulta de urgencias se realizará a todos los pacientes un ECG y una radiografía de tórax (posteroanterior y lateral). Con estas exploraciones podremos detectar alteraciones que demuestren la existencia de una hipertensión de larga evolución, como el crecimiento ventricular izquierdo (onda S en V1 junto con onda R en V5 >35 mm en el ECG; cardiomegalia en la radiografía de tórax). (A.E. Delgado Martín, 2003)

- Cuando el paciente presente datos clínicos que sugieran una emergencia hipertensiva, ampliaremos nuestra batería de pruebas complementarias según la forma clínica ante la que nos enfrentemos:
- Hemograma completo con fórmula leucocitaria.
- Bioquímica con determinación de glucosa, urea, creatinina, sodio, calcio y proteínas totales.
- Si estamos ante un síndrome coronario agudo, solicitaremos una determinación de las enzimas cardíacas CK-MB y LDH, y si el laboratorio lo dispone, de mioglobina y troponina.
- Si hay sospecha de edema de pulmón, se debe solicitar una gasometría arterial.
- Cuando se sospecha una disección de aneurisma aórtico, hay que solicitar una ecocardiografía o una TC toracoabdominal.

Manejo de las Urgencias Hipertensivas

En la mayoría de los pacientes con HTA grave no se observa habitualmente lesión aguda de órgano diana. En estos casos, el objetivo será reducir gradualmente la PA por debajo de 160/100 mmHg, en un intervalo de horas a días 7,8. En ocasiones, el reposo y el control de los factores desencadenantes permiten que la PA vuelva a los valores habituales. En pacientes hipertensos previamente tratados, se puede incrementar la dosis de la medicación antihipertensiva que ya estuviese tomando o añadir otro fármaco; en pacientes con mal cumplimiento terapéutico, se debe reintroducir la medicación, y en pacientes con ingesta de sal excesiva, hay que añadir un diurético e insistir en la restricción salina. En individuos sin antecedentes de hipertensión, debe iniciarse el tratamiento antihipertensivo oral siguiendo las guías para el manejo de la HTA si persiste la elevación de la PA. En algunos casos, dependiendo de la respuesta inicial al tratamiento y de la comorbilidad, puede ser necesario el ingreso hospitalario del paciente. Sin embargo, no se ha demostrado que la reducción rápida de la PA suponga un beneficio para el paciente, e incluso en algunos casos podría precipitar la aparición de isquemia miocárdica o cerebral. (María Luisa Chayán Zas, 2010)

La administración de nifedipino sublingual no se aconseja para el tratamiento de las crisis hipertensivas, debido a que la respuesta no es previsible ni se puede controlar, y en ocasiones da lugar a bruscos descensos de la PA que pueden acompañarse de sintomatología isquémica. (María Luisa Chayán Zas, 2010)

Manejo de las Emergencias Hipertensivas

El objetivo general del tratamiento de las emergencias hipertensivas es la reducción rápida y parcial (no la corrección completa) de la PA hasta un nivel considerado seguro, debido a que su normalización brusca puede inducir serios accidentes isquémicos cerebrales o coronarios, particularmente en pacientes cuyos mecanismos de autorregulación vascular están ya adaptados a la hipertensión crónica o en ancianos o pacientes con factores de riesgo para aterosclerosis. Por ello, la mayoría de los autores sugieren como objetivo inmediato reducir la PAD en un 10-15% o a 110 mmHg, aproximadamente, en un periodo de 30-60 minutos, o reducir la PA media (PAM) no más de un 20% en un plazo de minutos a horas, con precaución de continuar el descenso en las horas subsecuentes. En la mayoría de las emergencias hipertensivas, un rápido descenso inicial de la PA es beneficioso, con excepción de los accidentes cerebrovasculares (ACV), en los que se recomienda una aproximación más cautelosa. (María Luisa Chayán Zas, 2010)

Los fármacos empleados para el tratamiento de la emergencia hipertensiva deben satisfacer los siguientes criterios:
• Posibilidad de administración intravenosa
• Comienzo rápido de acción
• Semivida corta que permita un uso flexible y fácil dosificación.

Debido a la farmacocinética impredecible cuando se emplean las vías sublingual e intramuscular, la administración de fármacos antihipertensivos por estas vías debe evitarse, debido a que pueden inducir hipotensiones agudas de difícil manejo. Antes de abordar el tratamiento antihipertensivo intravenoso, es preciso evaluar si el volumen está deplecionado. Ocasionalmente puede ser necesaria la reposición del volumen intravascular para restaurar la perfusión de órganos diana y evitar una brusca caída de la PA cuando se inicia el tratamiento. (María Luisa Chayán Zas, 2010)

Fármacos Empleados en el Tratamiento de las Emergencias Hipertensivas

Nitroprusiato Sódico

Es un vasodilatador arterial y venoso que disminuye tanto la poscarga como la precarga, por lo que es especialmente útil en crisis hipertensivas acompañadas de insuficiencia cardiaca. El nitroprusiato es un potente agente, con un comienzo de acción de segundos, una duración de la acción de 1 a 2 minutos y una semivida en plasma de 3-4 minutos28. Debido a su potencia, rapidez de acción y desarrollo de taquifilaxia, es aconsejable la monitorización intraarterial de la PA durante su empleo. Además, requiere un manejo especial para prevenir su degradación por la luz. Sin embargo, tiene desventajas, como la disminución de la perfusión cerebral y el aumento de la presión intracraneal; efectos particularmente perjudiciales en pacientes con encefalopatía hipertensiva o que han sufrido un ACV. (María Luisa Chayán Zas, 2010)

Labetalol

El labetalol es un bloqueante $\beta1$-adrenérgico selectivo y β-adrenérgico no selectivo, con un ratio de bloqueo de 1:7. El efecto antihipertensivo del labetalol comienza de 2 a 5 minutos después de su administración intravenosa, alcanza un pico de acción a los 5-15 minutos, y su efecto dura entre 2 y 6 horas. Debido a sus efectos βbloqueantes, la frecuencia cardiaca está conservada o ligeramente reducida, y mantiene el gasto cardiaco. Reduce las resistencias vasculares sistémicas sin disminuir el flujo periférico vascular, manteniendo las perfusiones coronaria, cerebral y renal. Su perfil de seguridad clínica es adecuado, aunque presenta las contraindicaciones generales de los β-bloqueantes. Se puede emplear en la mayoría de las emergencias hipertensivas, incluido el embarazo, debido a que atraviesa la placenta en escasa proporción, excepto en la insuficiencia cardiaca aguda. (María Luisa Chayán Zas, 2010)

Nitroglicerina

La nitroglicerina es un potente agente vasodilatador venoso, y también arterial, en dosis altas43, que disminuye la PA reduciendo la precarga y el gasto cardiaco. Causa hipotensión y taquicardia refleja, que se exacerba en situaciones de depleción de volumen. La dosis inicial de nitroglicerina es de 5 µg/min, pudiéndose aumentar hasta un máximo de 100 µg/min. Su comienzo de acción es en 1-3 minutos, y la duración, de 5-15 minutos. La cefalea (debida a vasodilatación directa) y la taquicardia (por la activación simpática refleja) son los efectos secundarios más frecuentes. La principal indicación de la nitroglicerina son las emergencias hipertensivas asociadas a síndromes coronarios o tras cirugía cardiaca. (María Luisa Chayán Zas, 2010)

Hidralazina

La hidralazina es un vasodilatador directo. Tras la administración intravenosa hay un periodo latente inicial de 5-15 minutos, seguido por un progresivo y en ocasiones brusco descenso en la PA, que puede durar hasta 12 horas. Aunque la semivida de la hidralazina circulante es de unas 3 horas, la semivida de su efecto sobre la PA es de, aproximadamente, 10 horas44. Debido a su efecto prolongado e impredecible, y a la incapacidad para titular efectivamente su efecto antihipertensivo, se aconseja evitar el empleo de hidralazina en pacientes con crisis hipertensivas. (María Luisa Chayán Zas, 2010)

Diuréticos

La depleción de volumen es frecuente en pacientes con emergencias hipertensivas, y la administración de un diurético junto con un antihipertensivo puede conducir a un descenso brusco de la PA. Los diuréticos no deben administrarse a menos que se indiquen específicamente en situaciones de sobrecarga de volumen, como en situaciones de edema agudo de pulmón o enfermedad renal parenquimatosa. (María Luisa Chayán Zas, 2010)

Enalaprilato

El enalaprilato es una preparación intravenosa de la forma activa del enalapril. La respuesta a enalaprilato es variable e impredecible, reflejo de la actividad de renina plasmática y la volemia de los pacientes con emergencias hipertensivas45. Por ejemplo, los pacientes hipovolémicos con elevada actividad de renina plasmática pueden presentar una excesiva respuesta antihipertensiva. La dosis inicial habitual es de 1,25 mg por vía intravenosa, con un comienzo de acción a los 15 minutos y un efecto máximo que puede no aparecer hasta pasadas 4 horas. La duración de la acción oscila entre 12 y 24 horas. (María Luisa Chayán Zas, 2010)

Secuencia para la toma de decisiones en urgencias.
- El paciente oligosintomático (cefalea, 'mareos', tinnitus) con PA muy alta (PAD > 120 mmHg) que se presenta a emergencia. No luce grave. No es emergencia hipertensiva, no requiere tratamiento inmediato, requiere evaluar presencia de riesgo de daño de órgano blanco. Si por ejemplo en su electrocardiograma hay signos de sobrecarga sistólica y crecimiento de ventrículo izquierdo, y resulta tener una creatinina en 1,7 mg/dL, se debe interpretar que tiene ya daño subclínico en corazón y riñón, y, por tanto, riesgo de daño agudo por esta PA tan alta. Si esta elevación de PA a niveles muy altos es súbita, entonces el diagnóstico correcto es urgencia hipertensiva y debo manejarlo en el servicio de emergencia con medicación oral para lograr un descenso paulatino de la PA (solo 20 %) en 24 horas. Si estos niveles muy altos de la PA no son una elevación súbita, y más bien corresponden a niveles acostumbrados por este paciente por su HTA, entonces el diagnóstico es HTA no controlada, no requiere tratamiento en emergencia, debo modificar (o de ser el caso iniciar) su tratamiento habitual y quizás buscar otra causa para los síntomas que refería. En este paciente imaginario, definitivamente no debemos darle medicación cada 30 minutos con la idea de que en 2 horas su PA esté bordeando los 140/90 mmHg y recién poder mandarlo a casa. (Bernedo-Valdez1, 2017)
- El paciente que se presenta a emergencia con PA muy alta y una causa obvia de esta elevación. Primero se debe remediar esta situación (calmar el dolor, aliviar el miedo o la ansiedad, controlar la fiebre) y luego reevaluar la PA, para recién tomar una decisión.

- El paciente asintomático que se presenta a su control mensual en consulta ambulatoria y en el examen se le encuentra una PA muy alta. En su historia clínica se podrá verificar sus niveles de PA en las consultas anteriores para tomar la decisión de manejo. Si usualmente tiene su PA no controlada, entonces no es una elevación súbita, no requiere ser enviado a emergencia, pero sí necesita optimizar su tratamiento habitual. En conclusión, es indispensable un diagnóstico correcto y preciso en un paciente que se presenta con niveles de presión arterial muy elevados para así darle el manejo que realmente necesita. (Bernedo-Valdez1, 2017)

BIBLIOGRAFÍA

1. A.E. Delgado Martín, J. S. (2003). Manejo de las crisis hipertensivas. Med Integral, 61-69.
2. Bernedo-Valdez1, A. (2017). Crisis hipertensivas . Rev Soc Peru Med Interna, 168-171.
3. C. Albaladejo Blancoa, *. J. (2014). Crisis hipertensivas: seudocrisis, urgencias. 1-11.
4. Johnson W, N. M. (2012). Hypertension crisis in the emergency department. Cardiol Clin, 533-543.
5. Kessler C, J. Y. (2010). Evaluation and treatment of severe asymptomatic hypertension. Am Fam Physician, 470-476.
6. María Luisa Chayán Zas, J. G. (2010). Urgencias y emergencias hipertensivas. Cad Aten Primaria, 192-195.
7. Rafael Santamaría Olmo, M. D. (2009). Urgencias y emergencias hipertensivas: tratamiento. NefroPlus, 25-35.

CAPÍTULO 4

Shock hipovolémico
Leonardo Javier Mancheno Benalcázar

Alrededor del siglo XVIII el cirujano francés Henri François Le Dran acuño el término "shock", el cual se originaba de acuerdo a su percepción del sonido que emitía un proyectil de arma de fuego al impactar con estructuras del cuerpo humano "chok" (Kalkwarf & Cotton, 2017).

Actualmente la definición más aceptada describe al shock como un estado de disfunción circulatoria que conduce a un trastorno generalizado del flujo sanguíneo, en la cual necesidad de oxigeno por parte de los diferentes tejidos supera a la capacidad de transporte. (Félix, 2018) (Valenzuela, Bohollo, Monge, & Gil, 2010).

La clasificación del shock se describe en la tabla 1, la cual describe también las causas más frecuentes de cada tipo, sin embargo el actual capitulo se enfoca en el shock hipovolémico el más frecuente en la sala de urgencias y más común secundario a trauma. (Lopez, y otros, 2018) (Valenzuela, Bohollo, Monge, & Gil, 2010) (Moranville, Mieure, & Santayana, 2010).

TABLA 1
Clasificación fisiopatológica del shock
Hipovolémico
Hemorrágico
No hemorrágico
Cardiogénico
Infarto agudo de miocardio
Miocardiopatías
Mixomas
Comunicación interventricular
Valvulopatías
Arritmias
Obstrucción del tracto de salida
Distributivo
Séptico
Neurogénico
Endocrinológico
Anafilaxia
Disfunción hepática grave
Obstructivo
Enfermedades trombo embolicas: Tromboembolia pulmonar, gaseosa, grasa
Taponamiento cardiaco
Neumotórax

Fisiopatología del Shock

El mecanismo fisiopatológico del shock inicia con la disminución del volumen sanguíneo en el espacio intravascular, de modo que se produce una cascada de procesos que tiene como objetivo conservar la homeostasis. (Zabala & Cardona, 2010) (Sanchez & Lara, 2018).

La reducción del volumen sanguíneo provoca un descenso de la presión venosa sistémica, lo cual conduce al descenso del volumen telediastolico, el volumen sistólica y finalmente del gasto cardiaco. (Zabala & Cardona, 2010) (Valenzuela, Bohollo, Monge, & Gil, 2010) (Sanchez & Lara, 2018).

A nivel celular se produce salida de Potasio hacia el espacio extracelular ocasionando deshidratación celular y aumento hasta cierto punto del volumen intravascular, además paso del metabolismo aerobio al anaerobio con acumulación de metabolitos como el ácido láctico, fosfatos inorgánicos, radicales libres de oxígeno, la transgresión celular ocasiona liberación de patrones moleculares asociados al daño celular lo que incide en una respuesta inflamatoria sistémica, muerte celular y apoptosis. (Lopez, y otros, 2018) (Cannon, 2019) (Standl, Annecke, Cascorbi, & Heller, 2018).

Cuando se trata de shock hipovolémico secundario a trauma ocurre una activación de la cascada de la coagulación en el lugar de la hemorragia, sin embargo a la vez a distancia del lugar aumenta la actividad fibrinolitica para prevenir la trombosis microvascular. (Cannon, 2019) (Kislitsina, Rich, & Wlcox, 2019).

A nivel tisular se produce una redistribución del flujo sanguíneo mediante vasoconstricción e hipoperfusión en territorios vasculares relativamente prescindibles como riñones, hígado, intestino y musculo esquelético con el objetivo de redirigir el flujo a órganos como cerebro y corazón; Los baroreceotores localizados en arco aórtico y seno carotideo a través de los nervios craneales IX y X causan la liberación de adrenalina, noradrenalina, angiotensina II y hormona antidiurética. (Lopez, y otros, 2018) (Cannon, 2019) (Moranville, Mieure, & Santayana, 2010).

La consecuencia de este aumento de la actividad simpática es incremento del aumento de la inotropismo y el cronotropismo que tiene como fin aumento del gasto cardiaco para satisfacer las necesidad de los órganos indispensables, siendo así estos mecanismo de adaptación a la hipovolemia tienen limitación de manera que pueden subsanar pérdidas de hasta 5% del volumen sanguíneo de manera eficiente pero la misma disminuye de forma progresiva de forma que cuando la perdida es del 25% o mayor estas medidas son insuficientes. (Quispe & Llusco, 2013) (Lopez, y otros, 2018) (Osuchowski, 2018).

Cuando las medidas compensatorias se vuelven deficientes ocurre una disminución progresiva de la tensión arterial de manera que al llegar a una tensión arterial inferior a 60 mm Hg sobreviene una reducción del flujo sanguíneo miocárdico y como consecuencia el deterioro de la contractilidad muscular (Quispe & Llusco, 2013).

Finalmente si no existe intervención mediante medidas terapéuticas sobrevienen cambios irreversible en los diferentes órganos como por ejemplo a nivel renal fracaso renal con necrosis tubular aguda, a nivel de tubo digestivo la mucosa presenta edema y aumento de la permeabilidad permitiendo el paso de bacterias de la flora normal al torrente sanguíneo (Quispe & Llusco, 2013) (Standl, Annecke, Cascorbi, & Heller, 2018).

Diagnostico
El diagnostico precoz del shock forma parte de los pilares en el manejo del mismo, las manifestaciones clínicas dependen de variables como el tipo de shock,grado, duración de la hipoperfusión y presencia de comorbilidades previas a pesar de todos estos factores todos los tipos de shock comparten expresiones clínicas, bioquímicas e imagenológicas. (Quispe & Llusco, 2013) (Ramirez, Diaz, & Peral, 2015) (Kelley, 2005).

A nivel de piel se puede observar palidez y sudoración fría que es más marcada en las extremidades la cual se debe a la liberación de catecolaminas, el gasto urinario en las primeras etapas se conserva pero conforme progresa se producirá un descenso progresivo hasta llegar a oliguria y finalmente anuria. (Quispe & Llusco, 2013) (Osuchowski, 2018).

En cuello se evidencia distención yugular y pulso débil, en sistema respiratorio se produce taquipnea lo cual se puede exacerbar por la acidosis metabólica propia de esta entidad, aumento de las secreciones bronquiales. (Ramirez, Diaz, & Peral, 2015) (Mendelson, 2018).

A nivel del sistema nervioso central la hipoperfusión ocasiona en primera instancia ansiedad e irritabilidad sin embargo si la hipoxia persiste y progresa se produce somnolencia y pérdida de consciencia (Félix, 2018) (Quispe & Llusco, 2013) (Mendel & Palevsky, 2019).

Si bien el diagnóstico es clínico los exámenes de laboratorio permiten apoyar el diagnóstico y tener un pronóstico aproximado, la medición de los gases arteriales es de utilidad y se deben orientar al tipo de shock, el déficit de base es más relevante en el contexto del shock hipovolémico ya que clínicamente se traduce en alteraciones de la perfusión.

La elevación del lactato sobre 2 mmol/ litro es otro parámetro objetivo que sustenta la sospecha de insuficiencia circulatoria y consecuentemente shock, otra herramienta útil es el índice de shock, múltiples estudios demuestran su beneficio en la identificación precoz de pacientes con shock compensado permitiendo instaurar un tratamiento temprano.

Dentro de los estudios de imagen en la sala de emergencia se puede solicitar Rx, ecografía e incluso Tac cuando el diagnostico no está claro siempre que el paciente se encuentra estable sin embargo la ecografía por mucho es la que ha mostrado mayor utilidad con el protocolo RUSH(rapid ultrasound in shock) y otros menos empleados como el ACES(Abdominal and Cardiac evaluation with sonography) y el FALLS(Fluid administration limited by lung sonography), la tabla 2 resume los parámetros clínico, analíticos y de imagen. (Sanchez & Lara, 2018) (Kislitsina, Rich, & Wlcox, 2019) (McLean, 2016).

TABLA 2
Diagnóstico del shock

Examen físico	Pruebas complementarias
Neurológico: agitación, confusión, delirio, coma	Analítica
Cuello: distensión yugular, pulso débil	Recuento leucocitario, hematocrito, iones, perfil hepático y renal
Piel, mucosas: frialdad, sequedad, palidez	PCR, procalcitonina, sistemático de orina
Pulmón: taquipnea, secreciones, hipoventilación, roce pleural	Estudio de coagulación y pruebas cruzadas
Cardiovascular: arritmias, taquicardia/bradicardia, galope, roce pericárdico, pulso paradójico	Gases arteriales con lactato
Abdomen: distensión, hepato/esplenomegalia, masa, ascitis	Toma de muestras microbiológicas (HC) antes de antibióticos
Extremidades: asimetría pulsos, cordón palpable	ECG y radiografía de tórax
	Valorar arritmias, isquemia
	Cardiomegalia, EAP, neumonía, neumotórax
	Sonda vesical
	Valorar necesidad de CVC

CVC: catéter venoso central; EAP: edema agudo de pulmón; HC: hemocultivos; PCR: proteína C reactiva.

El protocolo RUSH se fundamenta en tres conceptos simplificados y fáciles de entender, es estudio de la fisiología de la bomba representado por el corazón, del tanque comprendido por la volemia y finalmente las tuberías representadas por los grandes vasos. (Pérez, Anica, Briones, & Carrillo, 2017),

El primer paso es la determinación de la función cardiaca enfocándose en una evaluación de las cuatro ventanas cardiacas.
a) Primero: visualización del espacio pericárdico lo cual confirma o descarta derrame.
b) Segundo: se evalúa la contractilidad global del ventrículo izquierdo lo cual es de utilidad en el caso de shock cardiogénico.
c) Tercero: se enfoca en medir el tamaño relativo del ventrículo izquierdo en comparación con el derecho.

El segundo paso es la determinación del estado del volumen intravascular, también comparado con el tanque, para lo cual se coloca el transductor en posición sibxifoide en posición longitudinal y transversa a la vena cava inferior proporcionando una evaluación objetiva de la volemia. (Quispe & Llusco, 2013) (Mendel & Palevsky, 2019) (Mendel & Palevsky, 2019).

El tercer y el último paso en el protocolo RUSH es la valoración de las grandes arterias y venas evaluando si existe rotura u obstruccion,evaluado específicamente en la aorta la presencia de aneurisma o diseccion,en las femorales o poplíteas las falta de compresión venosa total es altamente sugestivo de trombosis venosa profunda y la identificación de un trombo en el contexto de un paciente hipotenso es orientativo de tromboembolia pulmonar masiva, la figura 1 resume el protocolo RUSH (Pérez, Anica, Briones, & Carrillo, 2017).

Tratamiento
La identificación temprana de la etiología es fundamental para dirigir la terapia subyacente, en el caso del shock hipovolémico de origen hemorrágico la medida más importante es el control de la hemorragia externa y la administración de hemoderivados. Dentro de las medidas generales comunes a las que se aplican en todos los tipos de shock se encuentra la colocación del paciente en posición de Trendelenburg que es mayor utilidad en el shock hipovolémico, además monitorización continua de los signos vitales como tensión arterial, frecuencia cardiaca, saturación de oxígeno y diuresis horaria. (Félix, 2018) (Lopez, y otros, 2018) (Mendel & Palevsky, 2019).

Es imprescindible obtener un acceso venoso periférico con catéter numero 14# o 16# y tan pronto se disponga de garantías de seguridad obtener una vía venosa central, lo cual permitirá mayor eficiencia en la administración de vasoactivos y un control de la Presión venosa central (PVD) (Mendel & Palevsky, 2019) (Jiménez & Montero, 2015).

El soporte respiratorio es importante en todo paciente con shock, por lo cual se debe administrar oxigeno suplementario a alto flujo mediante mascarilla tipo Venturi o a través de mascarilla con reservorio, sin embargo si existe PaCo2 elevada se debe equilibrar la administración de oxígeno para obtener SO2 sobre 90% pero sin empeorar la hipercapnia. (Félix, 2018) (Mendel & Palevsky, 2019).

Es imperativo valorar el uso de Ventilación mecánica no invasiva (VMNI) si:
- SO2 menor a 90% con FiO2 elevada.
- Frecuencia respiratoria sobre 30 rpm.
- Uso de musculatura accesoria.
- PaCo2 elevada

Si la Ventilación mecánica no invasiva (VMNI) fracasa se procede a la intubación endotraqueal y a la ventilación mecánica invasiva (Mendel & Palevsky, 2019) (Jiménez & Montero, 2015).

La administración de fluidos es el punto de mayor importancia en el tratamiento del shock, la reanimación se inicia con bolos de fluidos de 500 a 1000 mL de cristaloides administrados en 15 a 30 minutos teniendo como objetivos terapéuticos tempranos mejoría de la presión arterial sistólica y media , aumento de la diuresis y de tener disponible una vía central un incremento de la PVC menor 3 cmH2O lo cual apoya la hipovolemia e indica que se debe continuar la administración de fluidos, si el incremento de la PVC es mayor de 5 cmH2O y no existe mejoría hemodinámica es probable que el shock se deba a disfunción miocárdica u otra etiología diferente a la hipovolemia. (Mendel & Palevsky, 2019) (Jiménez & Montero, 2015).

Los objetivos terapéuticos a las 6 horas son:
- Tensión arterial sistólica sobre 90 mmHg o tensión arterial media sobre 65mmHg.
- PVC entre 8 y 12 cm H2O
- Mantener Diuresis entre 1 mL/Kg/h
- Corrección de trastornos acido-base
- Conseguir PaO2 superior a 60 mmHg o saturación venosa central sobre 70%.

Si a pesar de la administración de fluidos de manera apropiada no se logra una tensión arterial sobre 90 mmHg, tensión arterial media sobre 65 mmHG o PVC sobre 8 mmH2O se procede a la administración de vasoactivos, el problema actual es que no existen estudios que puedan recomendar un vasoactivo de elección en el shock hipovolémico, por lo cual se tiene la experiencia y estudios de otros tipos de shock recomendando ante la escasa evidencia de ser absolutamente necesario la administración de un vasoactivo emplear noradrenalina la tabla 3 muestra las dosis y efectos de los diferentes vasoactivos (Parra, 2011) (Ramirez, Diaz, & Peral, 2015) (Mendel & Palevsky, 2019).

TABLA 3
Vasoactivos en shock hipovolémico

Droga	Dosis	Efecto clínico
Atropina	0.3 a 0.5 mg en bolo inicial	Cronótropo, antimuscarínico
Efedrina	6 a 12 mg en bolo inicial	α y β adrenérgico, ↑ PAM y FC
Fenilefrina	50 a 100 mcg bolo inicial Infusión: iniciar 2 mcg/min	α adrenérgico, ↑ PAM, ↓ FC.
Epinefrina	Infusión: iniciar 2 mcg/min	Potente α y β adrenérgico
Norepinefrina	Infusión: iniciar 2 mcg/min	α predominante.
Dopamina	Infusión: < 5 mcg/Kg/min > 5 y > 10 mcg/Kg/min	Dopa y algo β adrenérgico β y progresivo α adrenérgico.

Figura 1.

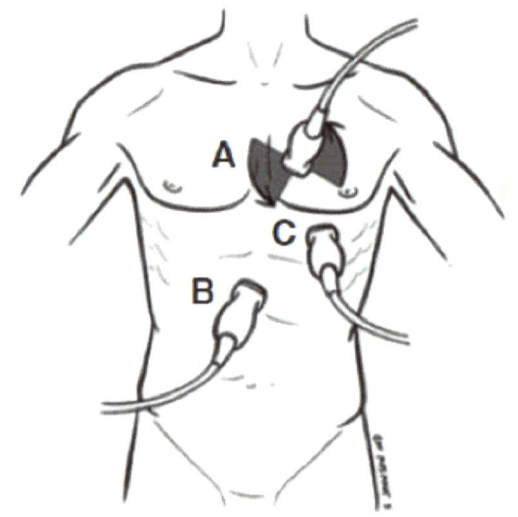

Ultrasonido rápido en choque (RUSH).
Paso 1. Evaluación de la bomba

A) Vista paraesternal Eje corto/largo
B) Vista subxifoidea
C) Vista apical

Ultrasonido rápido en choque (RUSH).
Paso 2. Evaluación del tanque

A) Eje largo IVC
B) Vista pleural FAST/RUQ
C) Vista pleural FAST/LUQ
D) Pelvis/FAST
E) Edema pulmonar neumotórax

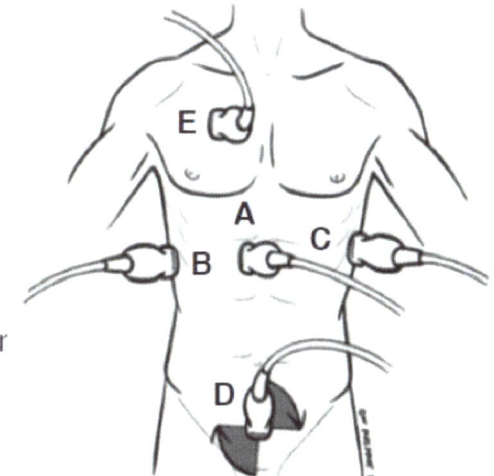

Ultrasonido rápido en choque (RUSH).
Paso 3. Evaluación de las tuberías

A) Aorta supraesternal
B) Aorta paraesternal
C) Aorta epigástrica
D) Aorta supraumbilical
E) Femoral
F) Poplítea

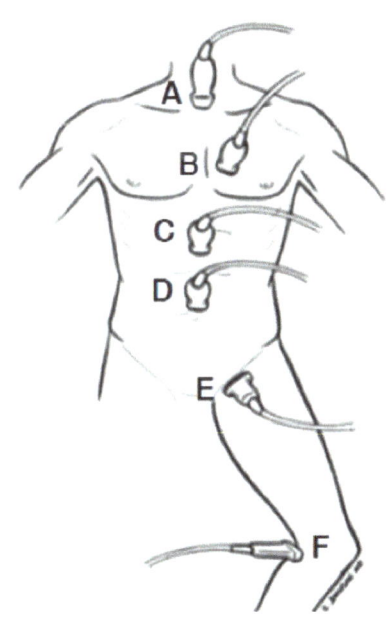

Fuente: (Pérez, Anica, Briones, & Carrillo, 2017)

BIBLIOGRAFÍA

1. Cannon, J. (2019). Shock Hemorrágico. NEW ENGLAND JOURNAL, 01-08.
2. Félix, J. (2018). Choque hipovolémico, un nuevo enfoque de manejo. Revista mexicana de anestesiología, 169-174.
3. Jiménez, L., & Montero, F. (2015). Medina de urgencias y emergencias. Barcelona: Elsevier.
4. Kalkwarf, K., & Cotton, B. (2017). Resuscitation for Hypovolemic Shock. Elsevier, 1307-1317.
5. Kelley, D. (2005). Hypovolemic Shock An Overview. Crit Care Nurs Q, 01-18.
6. Kislitsina, O., Rich, J., & Wlcox, J. (2019). Shock - Classification and Pathophysiological Principles of Therapeutics. Current Cardiology Reviews, 20.
7. Lier, H., & Bernhard, M. (2018). Hypovolämisch-hämorrhagischer. Springer, 225-235.
8. Lopez, F., Rocio, G., Tapia, E., Paz, D. O., Cano, A., Sánchez, A., & Montiel, H. (2018). Choque hipovolémico. An Med (Mex), 48-54.
9. McLean, A. (2016). Echocardiography in shock management. McLean Critical Care, 02-10.
10. Mendel, J., & Palevsky, P. (2019). Tratamiento de hipovolemia severa o shock hipovolémico en adultos. UpToDate, 01-10.
11. Mendelson, J. (2018). Emergency Department Management of Pediatric Shock. Emerg Med Clin N Am, 427-44.
12. Moranville, M., Mieure, K., & Santayana, E. (2010). Evaluation and Management of Shock States: Hypovolemic, Distributive, and Cardiogenic Shock. Journal of Pharmacy Practice, 01-18.
13. Osuchowski, M. (2018). WHAT'S NEW IN SHOCK, JANUARY 2018? SHOCK, 01-03.
14. Parra, V. (2011). SHOCK HEMORRÁGICO. REV. MED. CLIN. CONDES, 255-264.
15. Pérez, A., Anica, E., Briones, J., & Carrillo, R. (2017). Protocolos de ultrasonido en estados de choque. Revista mexicana de anestesiologia, 252-254.
16. Quispe, R., & Llusco, M. (2013). SHOCK HIPOVOLEMICO. Revista de actualizacion clinica, 1869-1871.
17. Ramirez, C., Diaz, M., & Peral, J. (2015). Manejo inicial del shock. Medicine, 5404-5407.
18. Sanchez, D., & Lara, B. (2018). Generalidades y manejo inicial del shock. ARS MEDICA Revista de Ciencias Médicas, 66-76.
19. Standl, T., Annecke, T., Cascorbi, I., & Heller, A. (2018). The Nomenclature, Definition and Distinction of Types of Shock. Deutsches Ärzteblatt International, 757-768.
20. Terceros, L., Garcias, C., & Bermejo, S. (2017). Predicción de hemorragia masiva. Índice de shock. Elsevier, 01-07.
21. Valenzuela, F., Bohollo, R., Monge, I., & Gil, A. (2010). Shock séptico. Med Intensiva, 192-200.
22. Zabala, C., & Cardona, A. (2010). Shock Hipovolemico en Pediatria. REVISTA MEDICA HONDUKEftA, 01-10.

CAPÍTULO 5

Accidente Cerebro Vascular (ACV/ECV)
Guido Vinicio Salazar Bustamante

Introducción

Dentro del concepto de accidente cerebro vascular se refiere a todo trastorno en el que un área del encéfalo se afecta de manera transitoria o permanente a causa de un sangrado o isquemia, en el que puede verse involucrada la afectación de uno o varios vasos cerebrales. El accidente o evento cerebro vascular puede clasificarse en dos etiologías principales: hemorrágica (caracterizada por la presencia de una gran cantidad de sangre dentro de la cavidad craneal) e isquémica (caracterizada por una bajo suministro de oxígeno y nutrientes a una determinada zona del cerebro), en un accidente cerebro vascular los síntomas pueden ser transitorios, de minutos a horas, o persistir por periodos más prolongados, en el manejo del paciente con accidente cerebro vascular se debe realizar una evaluación rápida para estabilizar los signos vitales, determinar si existe una hemorragia intracerebral y ver la necesidad de terapia de reperfusión en pacientes con accidentes isquémicos. Datos estadísticos de la Organización mundial de la salud (WHO, por sus siglas en ingles), han determinada que en países occidentales los accidentes cerebro vasculares representan la segunda causa de muerte y representan el 10% de todos los fallecimientos, además generan un alto gasto de salud pública en países desarrollados al estar consideradas como la tercera causa de discapacidad, el porcentaje de accidentes cerebro vasculares isquémicos representa el 80%, mientras que los accidentes cerebrovasculares hemorrágicos representan el 20%. (Caplan, 2019)

Patogenia

Dentro de la clasificación del accidente cerebrovascular tenemos, al accidente isquémico transitorio, al accidente cerebro vascular isquémico y al accidente vascular hemorrágico.

Accidente Cerebro Vascular Isquémico

Los accidentes cerebro vasculares se deben a la reducción parcial o total del flujo sanguíneo en un vaso, dentro de las principales causas de isquémicas las principales tenemos: trombosis, embolismo e infarto lacunar. (Caplan, 2019)

Trombosis: Proceso gradual o agudo en el que un vaso sanguíneo se obstruye, procesos subyacentes como la ateroesclerosis afectan la luz de los vasos, las plaquetas pueden adherirse a la placa ateromatosa y aumentar el tamaño del coagulo lo que produce una reducción aguda del flujo sanguíneo cerebral, la ateroesclerosis principalmente afecta a vasos extracreales e intracraneales de mayor tamaño, en ausencia de ateroesclerosis estados de hipercoagulabilidad pueden estar relacionados la oclusión aguda de un vaso. (Majid, Kassab, 2018)

Embolismo: Se refiere a un coagulo formado dentro del sistema vascular y que viaja hacia el cerebro provocando la oclusión de los vasos distales y produce isquemia, el corazón es uno de los órganos más implicados en la formación de émbolos y arritmias como la fibrilación auricular son las que más se asocian a isquemias cerebrales, otras causas pueden ser los tumores, los coágulos venosos, lo embolia sépticos, el aire y la grasa también pueden formar émbolos que viajen hasta el territorio cerebral. (Majid, Kassab, 2018)

Infarto lacunar: Se produce por enfermedad de los vasos pequeños, la causa principal se debe a la hipertensión crónica, la cual provoca el engrosamiento de la túnica media de estos vasos y posterior depósito de material de fibrina que provoca estrechamiento y oclusión de la luz. (Oliveira, 2018)

No esclerótica: Se debe principalmente a cuadros hereditarios o congénitos en los que se afectan la luz de los vasos a causa de procesos inflamatorios o no inflamatorios en los que se reduce el flujo a nivel cerebral como son: disección aórtica, displasia fibromuscular, vasculitis, o arteriopatias. (Oliveira, 2018)

Accidente Cerebro Vascular Hemorrágico
El accidente cerebro vascular hemorrágico se refiere a la presencia de sangre dentro de la cavidad craneal, este proceso puede ser gradual y se inicia cuando existe una alteración en las presiones intravasculares y extravasculares cerebrales ejerciendo una presión sobre las paredes de los vasos y provocando que estos se rompan y la sangre se libere dentro de la cavidad craneal, pudiendo presentarse una alteración neurológica de minutos a horas. Dentro de las principales causas de ECV hemorrágico podemos citar: vasculopatía hipertensiva, los traumas craneoencefálicos que pueden provocar hematomas epidurales, subdurales o hemorragias intraparenquimatosas, las malformaciones vasculares, los aneurismas. (Rordorf, McDonald, 2019)

Accidente Isquémico transitorio (AIT)

El accidente isquémico transitorio se caracteriza por ser un episodio transitorio de disfunción neurológica causada por la focalidad cerebral, de la médula espinal o isquemia retiniana sin infarto agudo, que se produce por un bajo flujo cerebral, sin evidencia de lesión orgánica en estudios de imagen, la definición de AIT por la duración de los síntomas se ha descontinuado ya que estos pueden persistir por 60 minutos hasta 24 horas, y se considerara a un AIT cualquier trastorno neurológico en el que no se evidencie lesión cerebral en estudios de imagen. (Majid, Kassab, 2018)

Etiología

Clasificación de TOAST, principales Etiologías del Accidente cerebro vascular: (Caplan, 2019)

Principales Etiologías Isquémicas
Ateroesclerosis de Arteria Grande
Cardioembolismo
Oclusión de vasos pequeños
Accidente cerebro vascular de otra etiología determinada
Accidente cerebro vascular de etiología indeterminada   •Dos o más causas identificables   •Evaluación negativa   •Evaluación Incompleta
Principales Etiologías Hemorrágicas
Hemorragia Intracerebral
Hemorragia Subaracnoidea

Tabla 1.3.1 Principales Etiologías del Accidente cerebrovascular (Caplan, 2019)

Escalas de Evaluación Clínica

Dentro del examen neurológico podemos guiarnos en las Escalas Pre hospitalarias de Cincinnati o la de LAPSS (Los Angeles Prehospital Stroke Screen) ante la sospecha de Evento cerebro vascular isquémico, estas escalas tienen una sensibilidad del 87% y una especificidad del 60% para determinar un accidente cerebro vascular:

Escala de Cincinnati		
Facial	Asimetría	Sonrisa, mostrar los dientes
Motor	Déficit	Levantar los brazos con las palmas hacia arriba
Lenguaje	Habla	Pida que repita palabras

Tabla 1.3.1.1 Tabla pre hospitalaria de Cincinnati (Consenso de ACV agudo, 2018)

Los Angeles Prehospital Stroke Screen (LAPSS)			
Criterio	Si	No	No Sabe
Edad > 45 años			
Ausencia de historia de convulsiones o epilepsia			
Duración de los síntomas < 24 horas			
Paciente en silla o postrado			
Glucemia < 50 o > 400 mg/dl			
Asimetrías			
Prensión			
Facial			
Brazos			

Tabla 1.3.1.1 Tabla pre hospitalaria de Cincinnati (Consenso de ACV agudo, 2018)

Escala Hospitalaria de NIHSS

Esta escala se emplea para medir las alteraciones neurológicas en la fase aguda del Ictus, además se encarga de guiarnos hacia el mejor tratamiento, predecir la evolución del paciente y pronostico a corto y largo plazo. (Caplan, 2019)

1a Nivel de conciencia 0 = Alerta 1= Obnubilado 2 = Sin respuesta	4 Parálisis Facial 0 = Normal 1= Paresia menor 2 = Paresia parcial 3 = Paresia completa	7 Ataxia 0 = Ausente 1= Presente en un miembro 2 = Ambos miembros
1b Preguntas 0 = Responde correctamente ambas preguntas 1= Responde solo una pregunta 2 = No responde ninguna pregunta	5a Fuerza brazo izquierdo 0 = Sin déficit 1= Oscila antes de los 10 s 2 = Cae antes de los 10 s 3 = No vence la gravedad 4 = Sin movimiento	8 Sensibilidad 0 = Normal 1= Perdida leve 2 = Perdida significativa
1c Ordenes 0 = Lleva a cabo ambas ordenes correctamente 1= Una orden correctamente 2 = Ninguna orden correctamente	5b Fuerza brazo derecho 0 = Sin déficit 1= Oscila antes de los 10 s 2 = Cae antes de los 10 s 3 = No vence la gravedad 4 = Sin movimiento	9 Lenguaje 0 = Normal 1= Afasia leve 2 = Afasia grave 3 = Afasia global
2 Mirada 0 = Normal 1= Parálisis parcial de la mirada 2 = Parálisis total de la mirada	6ª Fuerza pierna izquierda 0 = Sin déficit 1= Oscila antes de los 5 s 2 = Cae antes de los 5 s 3 = No vence la gravedad 4 = Sin movimiento	10 Disartria 0 = Normal 1= Leve 2 = Grave
Campo Visual 0 = Sin pérdida del campo 1= Hemianopsia parcial 2 = Hemianopsia completa 3 = Hemianopsia bilateral	6b Fuerza pierna derecha 0 = Sin déficit 1= Oscila antes de los 5 s 2 = Cae antes de los 5 s 3 = No vence la gravedad 4 = Sin movimiento	11 Extinción/Falta de atención 0 = Normal 1= Leve 2 = Grave

Tabla 1.3.2.1 Tabla Hospitalaria de NIHSS (Consenso de ACV agudo, 2018)

Clínica

Los síntomas pueden variar dependiendo del área cerebral que se encuentre afectada en ese momento, pero en un Accidente cerebrovascular podemos encontrar lo siguiente:

Signos y Síntomas:

Nausea	Hemiplejía contralateral
Vómito	Entumecimiento de las manos
Ataxia	Debilidad en extremidades
Disartria	Perdida de la visión
Afasia sensitiva o motora	Asimetría Facial
Diplopía	Pérdida auditiva
Vértigo	Entumecimiento facial
Alteraciones de la marcha	Convulsiones

Tabla 1.4.1 Signos y síntomas (Furie, 2018)

Diagnóstico

Dentro del diagnóstico de un paciente con un accidente cerebrovascular debemos realizar un correcto examen físico y anamnesis del paciente para recolectar la mayor información disponible y dentro de los exámenes de imagen la TAC simple de encéfalo se considera la prueba de elección, además nos podemos apoyar en exámenes de laboratorio que nos guíen hacia la causa que produjo el ACV. (Caplan, 2019)

Diagnóstico Accidente cerebrovascular

Criterio Clínico	Recomendación
Aplicar escalas pre hospitalarias que nos indiquen la probabilidad de estar ante un posible ACV	I – B
Aplicar la escala NIHSS para la cuantificación del déficit neurológico y posterior seguimiento de los pacientes	I – B
Realizar TAC simple de Encéfalo en pacientes con sospecha de ACV	I – A
Como alternativa a la TAC simple de encéfalo se puede realizar una RMN	II – A
En paciente con sospecha de AIT (Accidente isquémico transitorio) y ACVI (accidente cerebro vascular isquémico) se debe realiza Angio-TAC, Angio-RMN y ultrasonido	I – A
Se debe realizar exámenes de sangre para evaluar riesgo del paciente: biometría hemática puede revelar una leucocitosis producto del estrés postraumático con incremento del porcentaje de neutrófilos; química sanguínea: puede haber alteraciones de la glicemia, prolongación de los tiempos de coagulación, acidosis metabólica, hiperlactatemia.	II - B

Tabla 1.5.1 Pruebas Diagnósticas (Consenso de accidente cerebrovascular agudo, 2018)

Diagnóstico Diferencial

El diagnóstico deferencial del accidente cerebro vascular se basa principalmente en los estudios de imagen, ya que clínicamente puede existir deterioro del estado de conciencia y síntomas neurológicos dependiendo del territorio cerebral que se encuentre afectado. (Caplan, 2019)

Diagnósticos diferenciales

Hemorragia subaracnoidea	Se caracteriza por la presencia de sangre en el espacio donde normalmente circula el LCR
Hematoma epidural	Es un sangrado que ocurre en el espacio entre la duramadre y el cráneo, principalmente por desgarro de la arteria meníngea media, que en la TAC se evidencia como "balón de futbol americano", desviación de línea media.
Hematoma Subdural	Acumulación de sangre entre la duramadre y la aracnoides, se debe a la ruptura de vasos venosos en la TAC se asemeja a una imagen en "guadaña o medialuna", desviación de línea media.
Hemorragia intraparenquimatosas	Extravasación aguda de sangre dentro del parénquima cerebral secundario a una rotura vascular, se observa sangre a nivel de los ventrículos, desviación de línea media.
Contusiones	Traumas a nivel cerebral que pueden presentarse como micro hemorragias por compromiso de los vasos lesionados y edema perilesional.
Tumores o abscesos	Pueden presentarse aspectos de masa hiperdensa o hipodensa dependiendo del contenido y localización de los mismos.
Hidrocefalia	Dilatación de los ventrículos cerebrales y cisternas.
Accidente isquémico transitorio	Existe presencia de síntomas neurológicos, como asimetría facial, disartria, perdida de la fuerza de un lado del cuerpo o extremidad y ausencia de hallazgos en los exámenes de imagen, los síntomas pueden revertirse en una hora o en 24 horas o más.
Accidente isquémico cerebral	Los signos y síntomas dependerán del área del cerebro afectado, pero en las imágenes puede verse una imagen heterogénea con hipodensidad en la zona de isquemia.
Convulsiones	En cualquier traumatismo craneoencefálico puede presentarse convulsiones postraumáticas o por efecto de masa en los casos de hemorragias intracerebrales, en las TAC puede hallarse sangrados intracerebrales difusos y sangrados mayores.

Migraña con aura	En los casos de migraña puede presentarse cefalea intensa, nausea, vomito, alteraciones visuales y óticas en ciertos casos hipoestesias en relación con el área afectada, en la TAC simple no habrá hallazgos.
Infecciones del SNC	El paciente presentara alteración del estado de conciencia, rigidez nucal, puede presentar signos de focalidad neurológica, convulsiones, en la TAC simple de encéfalo puede evidenciarse una masa hipodensa ocupante de espacio cerebral, se requerirá complementar con AngioTAC de encéfalo y RMN simple y contrastada de encéfalo.
Aneurismas y malformaciones arteriovenosas	El paciente puede presentar deterioro neurológico súbito o progresivo dependiendo del tipo de sangrado arterial o venoso y de la cantidad del mismo, en la TAC puede evidenciarse masa hiperdensa, que ocupa espacio cerebral, con presencia de sangrado en los ventrículos cerebrales y desviación de la línea media.

Tabla 1.6.1 Diagnósticos diferenciales (Caplan, 2019)

Tratamiento
Manejo no Quirúrgico

El manejo no quirúrgico se preserva para aquellos pacientes con sangrados de menor tamaño y síntomas leves: (Oliveira, Mullen, 2019)
- Puntuación de Glasgow mayor a 8/15 y sin deterioro neurológico focal
- Volumen del hematoma menor 30 ml
- Espesor del coágulo menor a 15 mm
- Desviación de la línea media menor a 5 mm

Manejo clínico del paciente con sangrado intracerebral

Las medidas iniciales para el manejo del paciente están direccionadas a disminuir la presión intracraneal (PIC), medidas anti edema, buen control analgésico y el vértigo postraumático: (Oliveira, Mullen, 2019)
- Elevación de cabecera a 30° – 40°
- Monitorización continua de signos vitales y Control de Glasgow
- Evitar la depleción de volumen intravascular ya que puede comprometer el flujo cerebral y empeorar el cuadro inicial, se debe emplear Cloruro de Sodio isotónico (0,9%)
- Siempre se debe corregir los niveles de glicemia ya que pueden provocar lesiones neuronales, en casos de hipoglucemia se debe mantener sobre

60mg/dl y en casos de hiperglucemia se debe mantener entre 140-180mg/dl.
- Se debe evaluar la función de deglución
- Manejo del dolor mediante escalas de la OMS:
  - Paracetamol 1g IV cada 6-8 horas
  - Tramadol 100mg IV cada 6-8 horas
- Protectores gástricos:
  - Omeprazol 40 mg IV cada dia
  - Ranitidina 50 mg IV cada dia
- Anti heméticos
  - Metoclopramida 10mg IV cada 8 horas
  - Ondansetron 8mg IV cada 8 horas
- Anti edemas
  - Furosemida 20 mg IV diaria o cada 12 horas
- Control de sangrado
  - Ácido tranexámico 1 g IV cada 8 horas (el uso de ácido tranexámico se preserva para los casos de sangrados cerebrales por trauma no en casos de isquemia) su uso está indicado en las primeras 48 horas.
- Anti convulsivantes
  - Impregnación con Fenitoina 10 -15mg/kg diluido lento, mantenimiento 100mg IV o VO cada 6 – 8 horas
- Convulsiones de difícil control
  - Diazepam 5 mg IV en ese momento
- Vértigo Postraumático
  - Dimenhidrinato 50-100mg VO o IV cada 8 horas

Manejo Quirúrgico

El manejo quirúrgico se reserva para pacientes con hemorragias que cumplan los siguientes criterios: (Rordorf, McDonald, 2019)
- Volumen de Hematoma mayor a 30ml, independiente que el Glasgow sea mayor a 12
- Pacientes con Glasgow menor a 9 o pupilas anisocóricas

Dentro del manejo quirúrgico del paciente con accidente cerebro vascular hemorrágico se tienen 2 opciones de tratamiento: (Rordorf, McDonald, 2019)

- La trepanación se emplea en casos de hemorragias agudas que requieren drenar el sangrado de manera urgente.

- La craneotomía descompresiva que consiste en retirar una porción de hueso del cráneo para liberar la presión intracerebral y posterior acceder al encéfalo para drenar el hematoma.

Manejo clínico del paciente con isquemia cerebral

El tratamiento de elección para el paciente con accidente isquémico cerebral que pueda ser manejado dentro de un periodo de ventana entre 3 a 4,5 horas desde el inicio del cuadro es el Alteneplasa IV, pero su uso debe cumplir ciertos criterios: (Rordorf, McDonald, 2019)

Criterios de Inclusión y Exclusión

Criterios de Inclusión
•Diagnóstico clínico de evento cerebro vascular que causa déficit neurológico medible •Inicio de los síntomas menor a 4.5 horas •Mayor de 18 años
Criterios de Exclusión
Historia del paciente •Accidente cerebrovascular isquémico o traumatismo craneoencefálico grave en los tres meses anteriores •Hemorragia intracraneal previa •Neoplasia intracraneal intraaxial •Malignidad o hemorragia gastrointestinal en los 21 días anteriores. •Cirugía intracraneal o intraespinal en los últimos tres meses.
Clínico •Síntomas sugestivos de hemorragia subaracnoidea •Elevación persistente de la presión arterial (sistólica ≥185 mmHg o diastólica ≥110 mmHg) •Hemorragia interna activa •Presentación consistente con endocarditis infecciosa. •Accidente cerebrovascular conocido o sospechoso de estar asociado con disección del arco aórtico •Diátesis hemorrágica aguda
Hematológico •Recuento de plaquetas <100.000 / mm^3 •Uso actual de anticoagulantes con un INR> 1.7 o PT> 15 segundos o aPTT> 40 segundos o PT> 15 segundos •Dosis terapéuticas de heparina de bajo peso molecular recibidas dentro de las 24 horas (por ejemplo, para tratar TEV y SCA); Esta exclusión no se aplica a las dosis profilácticas (por ejemplo, para prevenir el TEV)
TAC simple de encéfalo •Evidencia de hemorragia •Regiones extensas de hipodensidad obvia compatibles con lesiones irreversibles

Tabla 1.7.3.1 Criterios de inclusión y exclusión de terapia con Alteneplasa (Caplan, 2019)

El manejo del accidente cerebro vascular se describe a continuación: (Oliveira, Samuels, 2019)

- Iniciar terapia trombolítica con Alteplasa dentro de las primeras 4,5 horas:
  - Dosis total recomendada: 0.9 mg / kg (dosis total máxima: 90 mg)
  - Pacientes <100 kg: cargar con 0.09 mg / kg (10% de la dosis de 0.9 mg / kg) como un bolo IV durante 1 minuto, seguido de 0.81 mg / kg (90% de la dosis de 0.9 mg / kg) como una infusión continua durante 60 minutos.
  - Pacientes ≥100 kg: cargar con 9 mg (10% de 90 mg) como un bolo IV durante 1 minuto, seguido de 81 mg (90% de 90 mg) como una infusión continua durante 60 minutos.
- Prevención y profilaxis de Trombosis venosa profunda con el uso de medias compresivas, la profilaxis con medicamentos antitromboticos debe iniciar 48 horas posteriores al inicio de la terpia con Alteneplasa. (Rordorf, McDonald, 2019)
- Paciente al alta debe iniciar terapia con estatinas para prevención de accidentes cardiovasculares: (Rordorf, McDonald, 2019)
  - Atorvastatina 80mg cada día

Recomendaciones

Recomendaciones	Nivel de evidencia
Se recomienda la evacuación quirúrgica emergente se recomienda para pacientes con deterioro neurológico focal, hernia cerebral y presión intracraneal elevada. (McBride, 2018)	I – C
Se recomienda el manejo clínico de pacientes sin deterioro neurológico focal o indicación quirúrgica (McBride, 2018)	I – B
Todos los pacientes con ACV deberán ser tratados en una Unidad de Enfermedad Cerebrovascular	I – B
Utilizar escalas de rastreo en la etapa previa al hospital para seleccionar pacientes con posible diagnóstico de ACV	I – B
Aplicar la escala NIHSS para la cuantificación del déficit neurológico y posterior seguimiento de los pacientes	I – B
Se deben monitorizar el estado neurológico, la frecuencia cardíaca, la presión arterial y la saturación de oxígeno en pacientes con ACVI, indicación basada en normas de buena práctica clínica	RC
La suplementación de oxígeno es necesaria si la saturación baja del 92%	R – C
Mantener un balance neutro de líquidos y corregir los trastornos hidroelectrolíticos en pacientes con ACVI	R- C

Utilizar suero salino normal (0,9%) como hidratación durante las primeras 24 horas del ACVI	R – C
Se debe tratar la presión arterial elevada en pacientes con cifras tensionales extremadamente altas en mediciones repetidas y con evidencias clínicas de infarto agudo de miocardio, insuficiencia cardíaca grave, disección aórtica, embarazo, insuficiencia renal o encefalopatía hipertensiva (> 220/120 mm Hg)	R - C
Tratar con expansores de volumen la hipotensión secundaria a hipovolemia o la que se asocia con deterioro neurológico durante el ACVI agudo	R – C
Monitorizar la glucemia	R – C
Tratar valores de glucemia > 180 mg/dl con insulina. Corregir la hipoglucemia (< 50 mg/dl) con dextrosa intravenosa o la infusión de glucosa al 10-20%.	II – B
Disminuir la temperatura > 37,5 °C con paracetamol o con medidas físicas	R – C
Indicar heparina en dosis preventiva para evitar la trombosis venosa profunda y la tromboembolia de pulmón.	I – A
No se recomienda de rutina la profilaxis anticonvulsiva. Sólo debe indicarse en pacientes con historia de convulsiones.	I – B
Se recomienda el uso de rt-PA por vía IV con una ventana de tiempo de hasta 4,5 horas y de no más de 3 horas en pacientes mayores de 80 años con los criterios de inclusión y exclusión del NINDS y ECASS III	I – A I – B
Se debe indicar aspirina dentro de las primeras 24 horas en los pacientes que no reciben rt-PA y luego de este período en los que fueron sometidos a tratamiento trombolítico	I – A III – A
No está indicado el uso de heparina para el tratamiento del ACVI	III – A

Tabla 1.8.1 Recomendaciones (Consenso de accidente vascular agudo, 2018)

Anexos
Escala de Shekelle Modificada

Categoría de la evidencia	Fuerza de la recomendación
Ia. Evidencia para meta-análisis de los estudios clínicos aleatorios	**A.** Directamente basada en evidencia de categoría I.
Ib. Evidencia de por lo menos un estudio clínico controlado aleatorio.	
IIa. Evidencia de por lo menos un estudio controlado sin aleatorizar	**B.** Directamente basada en evidencia de categoría II o recomendaciones extrapoladas de evidencia I.
IIb. Al menos otro tipo de estudio cuasiexperimental o estudios de cohorte	
III. Evidencia de un estudio descriptivo no experimental, tal como estudios comparativos, estudios de correlación, casos y controles y revisiones clínicas.	**C.** Directamente basada en evidencia de categoría III o en recomendaciones extrapoladas de evidencias de categoría I o II.
IV. Evidencia de comité de expertos, reportes, opiniones o experiencia clínica de autoridades en la materia o ambas.	**D.** Directamente basadas en evidencia categoría IV o de recomendaciones extrapoladas de evidencias categorías II, III.

Adaptado de: Shekelle P, Woolf S, Eccles M & Grimshaw (1999)

E: Evidencia, R: recomendación

BIBLIOGRAFÍA

1. Caplan, L. (2019). UpToDate. Retrieved 26 January 2020, from https://www-uptodate-com./contents/differential-diagnosis-of-transient-ischemic-attack-and-acute-stroke?search=accidente%20cerebro%20vascular%20diagnostico%20diferencial&source=search_result&selectedTitle=1~150&usage_type=default&display_rank=1
2. Oliveira, J. (2018). UpToDate. Retrieved 26 January 2020, from https://www-uptodate-com./contents/lacunar-infarcts?search=infarto%20lacunar&source=search_result&selectedTitle=1~46&usage_type=default&display_rank=1
3. Majid, A., & Kassab, M. (2018). UpToDate. Retrieved 26 January 2020, from https://www-uptodate-com./contents/pathophysiology-of-ischemic-stroke?search=isquemia%20cerebral&source=search_result&selectedTitle=2~150&usage_type=default&display_rank=2
4. Oliveira, J., & Mullen, M. (2019). UpToDate. Retrieved 26 January 2020, from https://www-uptodate-com.bibliotecavirtual.udla.edu.ec/contents/initial-assessment-and-management-of-acute stroke?
5. Rordorf, G., & McDonald, C. (2019). UpToDate. Retrieved 26 January 2020, from https://www-uptodate-com.bibliotecavirtual.udla.edu.ec/contents/spontaneous-intracerebral-hemorrhage-treatment-and-prognosis?
6. Oliveira, J., & Samuels, O. (2019). UpToDate. Retrieved 26 January 2020, from https://www-uptodate-com.bibliotecavirtual.udla.edu.ec/contents/intravenous-thrombolytic-therapy-for-acute-ischemic-stroke-therapeutic-use?search=tratamiento%20alteplase&source=search_result&selectedTitle=2~148&usage_type=default&display_rank=1
7. Caplan, L. (2019). UpToDate. Retrieved 26 January 2020, from https://www-uptodate-com.bibliotecavirtual.udla.edu.ec/contents/etiology-classification-and-epidemiology-of-stroke?search=accidente%20cerebro%20vascular%20etiologia&source=search_result&selectedTitle=1~150&usage_type=default&display_rank=1#H15
8. Sociedad Argentina de Cardiología. (2018). Consenso de Accidente Vascular agudo. Retrieved 26 January 2020, from https://www.sac.org.ar/wp-content/uploads/2014/04/2894.pdf

CAPÍTULO 6

Crisis convulsiva
Doris Gabriela Rea Castro

Definición

Una convulsión a lo largo de la vida, es un evento relativamente frecuente, se calcula que aproximadamente un 10% de la población podría presentar una. Se estima que 150000 adultos experimentan al año una primera convulsión, esto solo considerando los Estados Unidos (Brumholz K, et al. 2015)

La recidiva de las convulsiones no siempre es la misma en frecuencia, se estima que menos de la mitad de las personas que tuvieron un primer episodio, tendrán múltiples episodios convulsivos posteriormente. Es por esto, necesario el uso de términos correctos, debido a que el presentar una convulsión no es lo mismo que ser diagnosticado con epilepsia (Bergey G. 2016)

Las crisis convulsivas son mas frecuentes y graves en ancianos (Towne AR, 2007) (Treiman DM, 2006)

La mortalidad depende en su mayoría de la causa de origen, siendo especialmente alta cuando se puede identificar una causa aguda. (Meierkord H, et al 2007) (Novorol CL, et al, 2007)

En la población adulta las causas más frecuentes son el ictus, lesiones cerebrales traumáticas, neoplasias cerebrales, infecciones del sistema nervioso central (SNC), encefalopatías tóxicas o metabólicas y alteraciones electrolíticas (Minicucci F, Bellini A, Fanelli G, Cursi M, Paleari C, Dylgjeri S et al. 2006)

Como causa más frecuente en niños están las convulsiones febriles prolongadas que se asocian a una morbi-mortalidad prácticamente nula (Towne AR, 2007)

En los pacientes con diagnostico de epilepsia, más del 50% de status se debe a la retirada accidental o voluntaria del tratamiento crónico y se asocia a un mejor pronóstico (Shorvon S, 2005) (Chen JW, Wasterlain CG. 2006)

Los episodios que más frecuentemente se confunden con crisis epilépticas son el síncope, la migraña, la intoxicación o respuesta a ciertos fármacos y drogas ilegales, trastornos del movimiento, trastornos del sueño y los trastornos psiquiátricos como las crisis psicógenas o pseudocrisis. La presencia de aura, de sensación de plenitud gástrica, confusión postictal o signos neurológicos focales apoyan el diagnóstico de crisis epiléptica. La mordedura lingual es altamente específica pero poco sensible de crisis epilépticas generalizadas (Benbadis SR, et al 1995)

La determinación de los niveles de prolactina en suero entre 10-20 minutos después de ocurrido el episodio también puede ayudar a la discriminación entre crisis epilépticas generalizadas o parciales complejas y pseudocrisis, estando elevada en el 60% de las crisis generalizadas y en el 46% de las crisis parciales complejas (Chen DK, 2005)

El concepto de convulsión, se refiere a episodios paroxísticos y de actividad eléctrica cerebral anormal, excesiva e hipersincrónica que resulta en signos y/o síntomas transitorios visuales, motores, somato sensoriales o de comportamiento. Las convulsiones además son clasificadas de diferentes maneras, categorizándose según la nomenclatura propuesta por la Liga Internacional contra la Epilepsia (ILAE) en focales, generalizadas o desconocidas. La ILAE también propone una distinción de las convulsiones según su etiología. De acuerdo con la etiología subyacente, las convulsiones pueden ser provocadas y no provocadas. Las convulsiones provocadas son aquellas debidas a causas identificables como medicamentos, drogas de abuso o causas metabólicas. Las convulsiones que resultan de procesos cerebrales agudos como la encefalitis, son conocidas como sintomáticas agudas (Scheffer I, Berkovic S, Capovilla G. 2017)

Algunos autores nombran las convulsiones sintomáticas agudas junto a las provocadas, sin embargo, otros las separan en la clasificacion. Es importante saber que ninguna de ellas se considera dentro de la definición de epilepsia. Por otro lado, las convulsiones no provocadas, las cuales ocurren en ausencia de un factor precipitante son separadas en dos subgrupos, las convulsiones debidas a una etiología desconocida y aquellas en las que la causa si es identificada. (Louis E, Cascino G. 2016)

Aquellas que se deben a una anormalidad cerebral persistente estática se les llama convulsiones sintomáticas remotas, y las que se dan por lesiones progresivas son las convulsiones sintomáticas progresivas. Las convulsiones no provocadas difieren de las agudas sintomáticas tanto en riesgo de recurrencia como mortalidad, y conceptualmente se deben entender las sintomáticas agudas como diferentes a las sintomáticas remotas. (Daroff R, Jankovic J, Mazziotta J et al. 2016)

La epilepsia, por otra parte, no es una única entidad, sino una colección de desórdenes que tienen en común la ocurrencia de convulsiones. Definida por la ILAE como por lo menos dos convulsiones no provocadas ocurriendo con 24 horas de separación entre cada una, o como una única convulsión no provocada con una probabilidad de recidiva similar al riesgo de recurrencia general que se presenta posterior a dos convulsiones no provocadas en los subsecuentes 10 años, o por último, el diagnóstico de un síndrome epiléptico (Hauser W, Beghi E. 2008)

Esta definición implica que una persona con una única convulsión o inclusive múltiples convulsiones provocadas por una causa corregible o evitable no tiene necesariamente epilepsia (Hauser L, Stephenson A. 2017)

Exploraciones complementarias
Van dirigidas al estudio de posibles causas subyacentes tratables y nos ayudan a determinar el tratamiento anticomicial óptimo en el caso de que éste sea necesario.
Analítica. Se debe realizar glucemia capilar y obtener muestras de sangre para iones, glucosa, calcio, función renal, hemograma y estudio de tóxicos.
– ECG para descartar arritmias
– Radiografía de tórax para descartar neumonía por broncospiración
– Gasometría si saturación de oxígeno < 93% o sospecha de hipoxia
– Tomografía computadorizada (TC) craneal: se recomienda en toda primera crisis para descartar lesiones intracraneales, hemorragia o ictus.
Resonancia Magnética Cerebral: ideal en primera crisis convulsiva, en pocos centros se encuentra disponible de forma urgente.
– Punción lumbar. Está indicada si:
• Sospecha de infección del SNC: meningitis, encefalitis...
• En pacientes con neoplasia activa conocida con posibilidad de diseminación

en meninges. En otras circunstancias no está indicada la punción lumbar e incluso puede llevar a error diagnóstico, ya que puede darse pleocitosis en líquido cefalorraquídeo tras una crisis prolongada. En una primera crisis convulsiva, la punción lumbar siempre debe ir precedida de TC craneal para descartar proceso expansivo intracraneal.
– EEG. En Urgencias puede ser útil cuando hay dudas diagnósticas, tanto durante la crisis como en el estado postcrítico, en el estado epiléptico y en las encefalopatías. (American College of Emergency Physicians, 1996)

Tratamiento
Minuto 0. Estabilización del paciente, asegurando el mantenimiento de las constantes vitales. Esta primera etapa no debe llevar más de 5-10 minutos.

Minuto 5. Monitorizar la temperatura corporal, la presión sanguínea, el electrocardiograma y la función respiratoria (Dodson WE, et al.1993)

La oxigenación debe ser controlada mediante pulsioximetría y gasometría arterial36. Se debe establecer una vía intravenosa con suero salino (las soluciones de dextrosa puede precipitar la fenitoína) y, si es necesario, se dará soporte ventilatorio (Gaitanis JN, Drislane FW. 2003)

Se extraerá una muestra sanguínea para la determinación urgente de niveles de antiepilépticos (si los toma), glucosa, electrolitos y urea. Si aparecen complicaciones relacionadas con el status serán necesarias otras medidas como la hidratación y uso de vasopresores para la hipotensión, medidas de enfriamiento si la temperatura corporal es superior a 40° C, o bicarbonato si existe acidosis con niveles de pH que pongan en riesgo la vida del paciente. En caso de hipoglucemia se administrará glucosa iv (50 ml al 50%), pero si se sospecha que pudiera existir un déficit de tiamina se administrará tiamina iv (100 mg) antes o durante la administración de glucosa (Treiman DM. 2007)

En caso de ser posible también es aconsejable la monitorización de EEG.

Minuto 10. Una vez controlados estos parámetros debe iniciarse el tratamiento farmacológico en la mayor brevedad posible. En general se acepta que el tratamiento de primera línea son las benzodiacepinas por vía endovenosa. Se ha demostrado que es un tratamiento relativamente seguro, con una frecuencia de complicaciones respiratorias o circulatorias del 10,3 al 10,6%12 y que la administración en los primeros 5-10 minutos desde el inicio de la crisis aumenta la probabilidad de respuesta al tratamiento (Alldredge BK, et al. 2001).

Los fármacos utilizados habitualmente son el diazepam (10-20 mg ó 0,15 mg/kg, administrado a una velocidad de 5 mg/min) y el clonazepam (1-2 mg). El lorazepam también se puede utilizar como tratamiento de primera línea pero no está comercializado en España para su uso endovenoso. Aunque se ha demostrado que el lorazepam y el diazepam son igual de eficaces en el tratamiento del status, el lorazepam tiene la ventaja de su mayor duración de acción, disminuyendo el porcentaje de recaídas (Treiman DM, 1998) (Cock HR, Schapira AH. 2002)

Actualmente se están estudiando nuevas vías de administración más fáciles y seguras para su administración extrahospitalaria. La administración de diazepam rectal, aceptada en niños, no se ha demostrado claramente eficaz en adultos. Recientemente, debido a su facilidad de uso y buena tolerabilidad, se ha estudiado el uso de midazolam intramuscular (15 mg), intranasal y gingival (0,3 mg/kg), especialmente en niños. (Kutlu NO, Dogrul M, Yakinci C, Soylu H. 2003)

Minuto 20. Si la crisis no cede en 10 minutos se pueden dar dosis adicionales de benzodiacepinas a las mismas dosis que la inicial48. Los fármacos de segunda línea son la fenitoína, la fosfenitoína (no comercializada en España), el fenobarbital y el ácido valproico endovenosos. El objetivo es alcanzar niveles terapéuticos elevados con la menor toxicidad posible. (Mayer SA, et al. 2002)

La fenitoína endovenosa a dosis de 15-18 mg/kg administrada a 50 mg/min es el tratamiento de elección tradicional. La fosfenitoína es una prodroga de la fenitoína que tiene la ventaja de producir menos reacciones locales en el punto de administración (dolor, flebitis). Sin embargo, el riesgo de arritmias cardíacas es similar en los dos casos y es necesaria la monitorización del

ECG durante su administración. El ácido valproico endovenoso, a una dosis inicial de 25-45 mg/kg administrada en 3 minutos, ha demostrado su eficacia en la detención de distintos tipos de status epilépticos (generalizado tónico-clónico, mioclónico, y no-convulsivo; status parcial) (Olsen KB, Tauboll E, Gjerstad L. 2007)

A los 30 minutos de la dosis de carga se inicia perfusión continua a 1 mg/kg/h. Tiene la ventaja de no producir alteraciones cardiovasculares y respiratorias como la hipotensión, arritmias cardíacas o depresión respiratoria, frecuentes en el tratamiento con fenitoína y fosfenitoína53. Todavía algunos autores lo consideran de segunda línea y lo administran si la fenitoína o fosfenitoína han fallado12 o están contraindicadas (Chen JW, Wasterlain CG. 2006).

El fenobarbital se ha demostrado igual de eficaz que el lorazepam en el control de las crisis pero se suele utilizar en caso de que uno de los tratamientos previos haya fallado debido a que a las dosis utilizadas para el tratamiento del status (10-20 mg/kg a 100 mg/min) puede producir marcada depresión respiratoria y requiere ingreso en UCI e intubación (Lowenstein DH. 2005)

Minuto 40-60. Tradicionalmente se consideraba que en este punto del tratamiento se puede intentar la administración de otro fármaco de segunda línea, sin embargo se ha demostrado que la probabilidad de que este segundo fármaco controle la crisis es muy baja (Mayer SA, et al. 2002)

Actualmente se considera que tras el fallo del primer fármaco de segunda línea (fenitoína, fosfenitoína o ácido valproico) el status es refractario. Hasta un 30 % de los status se convierten en refractarios56, lo que se ha asociado a una mayor duración del ingreso en UCI y a una mayor proporción de pacientes que desarrollarán epilepsia sintomática pero no, al menos de forma significativa, a una mayor mortalidad intrahospitalaria (Jamerson BD, et al. 1994)

El status refractario requiere un tratamiento agresivo con ingreso en UCI, intubación y monitorización de EEG. Aunque el manejo en UCI excede los objetivos de esta revisión, como dato orientativo se puede decir que se utilizan anestésicos endovenosos, principalmente el tiopental (pentobarbital en EEUU), el propofol y el midazolam . (Holtkamp M. 2007)

No existen estudios randomizados que comparen los tres fármacos. En un estudio retrospectivo se observó que el pentobarbital es más eficaz que el propofol y el midazolam a la hora de prevenir recaídas (12 vs 42%) pero con mayor proporción de efectos secundarios como la hipotensión arterial (77 vs 34%) (Claassen J, Hirsch LJ, Emerson RG, 2002).

Actualmente están emergiendo nuevas terapias para el tratamiento del status refractario61 como la suspensión de topiramato administrada por vía nasogástrica (150-1.600 mg repartido en 2 tomas), el levetiracetam administrado por sonda nasogástrica o endovenoso (1.000-3.000 mg repartido en 2-3 dosis), (Bleck TP. 2005)

(Holtkamp M. 2007)   la ketamina endovenosa (bolus de 1,5 mg/kg, existe riesgo de neurotoxicidad), o los anestésicos inhalados (isoflurano y desflurano). (Mirsattari SM, Sharpe MD, Young GB. 2004). En casos muy refractarios puede ser necesaria la cirugía, incluyendo resecciones locales, callosotomías, hemisferectomías, la transección subpial o la estimulación (Selvitelli M, Drislane FW. 2007)

Además del tratamiento del status en sí, el tratamiento específico de su causa puede ser crucial tanto para su control como para el pronóstico del paciente. De hecho, algunas patologías se asocian con más frecuencia al status refractario, especialmente la infección del SNC57. Los trastornos metabólicos y el ictus también se asocian con frecuencia al status refractario (Bleck TP, 2005). De todos modos, existen muchas causas de status refractario y es necesario un amplio screening diagnóstico realizado de la forma más precoz posible. (Lowenstein DH. 2006)

Status epiléptico no convulsivo
El status epiléptico no convulsivo se define como cambios en el comportamiento o estado mental del paciente respecto al de la línea de base asociado a descargas epileptiformes continuas en el EEG8.

También se puede presentar como manifestaciones psiquiátricas como por ejemplo la psicosis de inicio reciente70. Se debe sospechar en el caso de estados postictales prolongados, alteraciones del estado mental asociadas a parpadeo o pequeñas sacudidas, especialmente si es fluctuante, en alteraciones del estado mental inexplicadas en pacientes ancianos o con antecedentes de epilepsia, y ante pacientes con ictus que clínicamente estén peor de lo esperado. El diagnóstico diferencial se debe realizar principalmente con la encefalopatía metabólica, el aura migrañosa, la amnesia postraumática, la confusión postictal prolongada, los trastornos psiquiátricos, la intoxicación o desintoxicación de ciertas sustancias, la amnesia global transitoria y el ataque isquémico transitorio.

El status no convulsivo no suele tener el mismo carácter de emergencia que el status convulsivo ya que no se ha demostrado que su mayor duración aumente el riesgo de daño neuronal definitivo. Por lo general, ante la sospecha de status no-convulsivo es necesario hacer un EEG de urgencia para confirmar el diagnóstico antes de iniciar un tratamiento.

En conclusión, el manejo en urgencias de los pacientes que han sufrido una primera crisis epiléptica se centra en el diagnóstico del episodio y en la identificación de la causa, y sólo en circunstancias concretas requiere el inicio del tratamiento antiepiléptico. Por el contrario, el status epiléptico convulsivo es una emergencia médica y la rapidez en el inicio del tratamiento adecuado es por sí mismo un importante factor pronóstico. Finalmente, en la mayoría de los pacientes con status no convulsivo los esfuerzos se centrarán, más que en el tratamiento agresivo, en la identificación y tratamiento de la causa.

BIBLIOGRAFÍA

1. Brumholz K, Wiebe S, Gronseth G et al. Evidence-Based Guideline: Management of an Unprovoked First seizure in adults. Epilepsy Currents 2015; 15(3): 144–152.
2. Bergey G. Manag. Evidence-Based Guideline: Management of an Unprovoked First seizure in adults. Epilepsy Currents 2015; 15(3): 144–152.ement of a First Seizure. Continuum (Minneap Minn) 2016;22(1):38–50.
3. Louis E, Cascino G. Diagnosis of Epilepsy and Related Episodic Disorders. Continuum (Minneap Minn) 2016;22(1):15–37.
4. Scheffer I, Berkovic S, Capovilla G. ILAE classification of the epilepsies: Position paper of the ILAE Comission for the Classification and Terminology. Epilepsia 2017; 58(4):512–521.
5. Daroff R, Jankovic J, Mazziotta J et al. Bradley's Neurology in Clinical Practice. Sev-enth Edition. Chapter 101: Epilepsies. Elsevier. 2016; 1563-1614.
6. Hauser W, Beghi E. First seizure definitions and worldwide incidence and mortality. Epilepsia 2008; 49(Suppl. 1): 8–12.
7. Hauser L, Stephenson A. Harrison's Neurology in Clinical Medicine. 4th Edition. Chapter 31: Seizures and Epilepsy. McGrawHill Education. 2017;297-322.
8. Towne AR Epidemiology and outcomes of status epilepticus in the elderly. Int Rev Neurobiol 2007
9. Treiman DM, Walker MC. Treatment of seizure emergencies: convulsive and non-convulsive status epilepticus. Epilepsy Res 2006; 68 Suppl 1: S77-82
10. Meierkord H, Holtkamp M. Non-convulsive status epilepticus in adults: clinical forms and treatment. Lancet Neurol 2007; 6: 329-339
11. Minicucci F, Bellini A, Fanelli G, Cursi M, Paleari C, Dylgjeri S et al. Status epilepticus. Neurol Sci 2006
12. Towne AR Epidemiology and outcomes of status epilepticus in the elderly. Int Rev Neurobiol 2007; 81: 111-127
13. Shorvon S, Walker M. Status epilepticus in idiopathic generalized epilepsy. Epilepsia 2005; 46 Suppl 9: 73-79
14. Chen JW, Wasterlain CG. Status epilepticus: pathophysiology and management in adults. Lancet Neurol 2006; 5: 246-256
15. Benbadis SR, Wolgamuth BR, Goren H, Brener S, Fouad-Tarazi F. Value of tongue biting in the diagnosis of seizures. Arch Intern Med 1995; 155: 2346-2349
16. Chen DK, So YT, Fisher RS. Use of serum prolactin in diagnosing epileptic seizures: report of the Therapeutics and Technology Assessment Subcommittee of the American Academy of Neurology. Neurology 2005; 65: 668-675
17. American College of Emergency Physicians, American Academy of Neurology, American Association of Neurological Surgeons, American Society of Neuroradiology. Practice parameter: neuro-imaging in the emergency patient presenting with seizure. Ann Emerg Med 1996;27:114-8
18. Dodson WE, DeLorenzo RJ, Pedley TA, Shinnar S, Treiman DM, Wannamaker BB. Treatment of convulsive status epilepticus. Recommendations of the Epilepsy Foundation of America's Working Group on Status Epilepticus. JAMA 1993; 270: 854-859

BIBLIOGRAFÍA

19. Gaitanis JN, Drislane FW. Status epilepticus: a review of different syndromes, their current evaluation, and treatment. Neurologist 2003; 9: 61-7
20. Treiman DM. Treatment of convulsive status epilepticus. Int Rev Neurobiol 2007; 81: 273-285
21. Alldredge BK, Gelb AM, Isaacs SM, Corry MD, Allen F, Ulrich S et al. A comparison of lorazepam, diazepam, and placebo for the treatment of out-of-hospital status epilepticus. N Engl J Med 2001; 345: 631-637
22. Treiman DM, Meyers PD, Walton NY, Collins JF, Colling C, Rowan AJ et al. A comparison of four treatments for generalized convulsive status epilepticus. Veterans Affairs Status Epilepticus Cooperative Study Group. N Engl J Med 1998; 339: 792-798
23. Cock HR, Schapira AH. A comparison of lorazepam and diazepam as initial therapy in convulsive status epilepticus. QJM 2002; 95: 225-231
24. Kutlu NO, Dogrul M, Yakinci C, Soylu H. Buccal midazolam for treatment of prolonged seizures in children. Brain Dev 2003; 25: 275-278
25. Mayer SA, Claassen J, Lokin J, Mendelsohn F, Dennis LJ, Fitzsimmons BF. Refractory status epilepticus: frequency, risk factors, and impact on outcome. Arch Neurol 2002; 59: 205-210.
26. Olsen KB, Tauboll E, Gjerstad L. Valproate is an effective, well-tolerated drug for treatment of status epilepticus/serial attacks in adults. Acta Neurol Scand Suppl 2007 Chen JW, Wasterlain CG. Status epilepticus: pathophysiology and management in adults. Lancet Neurol 2006; 5: 246-256
27. Lowenstein DH. Treatment options for status epilepticus. Curr Opin Pharmacol 2005; 5: 334-339
28. Bleck TP. Refractory status epilepticus. Curr Opin Crit Care 2005; 11: 117-120.

www.ingramcontent.com/pod-product-compliance
Lightning Source LLC
Chambersburg PA
CBHW040222220526
45473CB00001B/84